Oscar Francisco Gonzales Gamarra
Juan Pablo N. de Guzmán Zamalloa
Nicolás León Pérez León Pérez

Etiologia comum da nevralgia do trigémeo

Oscar Francisco Gonzales Gamarra
Juan Pablo N. de Guzmán Zamalloa
Nicolás León Pérez León Pérez

Etiologia comum da nevralgia do trigémeo

Em doentes observados em Cusco de janeiro de 2019 a agosto de 2022

ScienciaScripts

Cover image: www.ingimage.com

This book is a translation from the original published under ISBN 978-613-9-05126-7.

Publisher:
Sciencia Scripts
is a trademark of
Dodo Books Indian Ocean Ltd. and OmniScriptum S.R.L publishing group

120 High Road, East Finchley, London, N2 9ED, United Kingdom
Str. Armeneasca 28/1, office 1, Chisinau MD-2012, Republic of Moldova, Europe
Managing Directors: Ieva Konstantinova, Victoria Ursu
info@omniscriptum.com

Printed at: see last page
ISBN: 978-620-8-37027-5

Conteúdo

Dedicação

Ao Dr. Oscar Francisco Gonzales Gamarra, como uma homenagem em vida, a este eminente neurologista, participante deste estudo, pela sua dedicação, ética e serviço durante tantas décadas como médico especialista; toda a minha admiração, gratidão e respeito; além de me inspirar a ser um melhor investigador, profissional e pessoa.

À minha família que, desde os meus avós, sempre me incutiu o dom do serviço.

Aos meus amigos Blga. Erica Escalante Pompilla e C.D. Juan Jairo Pinedo Portugal, por me incentivarem a representar o Peru cientificamente no estrangeiro.

Aos meus amigos Pedro Efrain Salas Cardenas, Jose Antonio Valverde Ellera, Silvia Dapueto e Maria Cecilia Petralia, por serem pessoas que, apesar de viverem noutras latitudes, estão sempre presentes.

Agradecimentos

Ao Dr. Victor Edwin Ore Montalvo por ser, antes de mais, uma grande pessoa, profissional e orientador desta tese.
Ao Hospital Adolfo Guevara Velasco- EsSalud Cusco, por me ter dado a oportunidade de crescer como investigador.
A C.D. Iriana Pena Manrique e Nicolas Leon Perez, por terem aceite fazer parte desta investigação.
À minha estatística Mg. Mayra Alejandra Perez Parra, por ter sido o meu braço direito neste estudo científico.
"Quem não vive para servir, não serve para viver". (Mateus 20: 27-29)

Resumo

O nervo trigêmeo origina-se dos ramos oftálmico (V1), maxilar (V2) e mandibular (V3), cuja neuralgia trigeminal (TN) causa dor ao mastigar e manipular gengivas, forçando uma visita ao dentista antes do neurologista ou neurocirurgião; topograficamente, afeta os ramos V1 4%; V2 23%; V3 15%; V1 e V2 16,5%; V2 e V3 32%. ***Objetivo:*** Identificar a etiologia mais comum da TN em pacientes atendidos no EsSalud Cusco de janeiro de 2019 a agosto de 2022. ***Metodo:*** Tipo não experimental, abordagem qualitativa, quantitativa, retrospetiva e transversal; a amostra, 127 dados de histórias clínicas diagnosticadas com TN, em Neurologia, Neurocirurgia e Odontologia do Hospital EsSalud-Cusco; o instrumento o formulário de coleta de dados, a unidade de análise a história clínica e o método a observação indireta; a etiologia e a NT mais comuns, aferidas em fichas de recolha de dados, por registo pericial através de um avaliador; os scores diagnosticados para X, segundo os factores predisponentes e etiológicos e para Y por tipos de NT e escalas de dor; finalmente o tipo de análise, estatística descritiva. ***Resultados:*** Variável etiológica mais frequente: fator predisponente, sexo 79,5% e fator etiológico, etiologia desconhecida 55,1%. Variável da nevralgia do trigémeo: Tipo de NT, idiopática 34,6%; dor intensa 59,1% segundo a escala EVA. ***Conclusão:*** Sexo predisponente e etiologia desconhecida é a etiologia mais comum de TN, afetando os ramos V1, V2 e V3 em 19,9% em pacientes atendidos no EsSalud Cusco de 2019 a agosto de 2022.

Palavras-chave: dor; etiologia mais comum; factores etiológicos; factores predisponentes; nervo trigémeo; nevralgia do trigémeo; neurocirurgia; neurologia; neurologia; medicina dentária; tipo de NT

Áreas temáticas: Endodontia; neurologia; neurologia; odontologia; neurocirurgia; endodontia

Introdução

O objetivo deste estudo sobre a "Etiologia mais comum da neuralgia do trigêmeo (TN) em pacientes atendidos no EsSalud Cusco de janeiro de 2019 a agosto de 2022" é informar os dentistas sobre a importância das interconsultas com o neurologista em situações de dor não odontogênica como a TN. A este respeito, Antonaci, et al. (2020) salientam que este procedimento beneficia os pacientes, uma vez que a qualidade de vida é seriamente afetada (1).

A investigação de todos os aspectos da NT (história natural, quadro clínico, diagnóstico, tratamento e prognóstico) é relevante (2). Ao mesmo tempo, destaca-se o quadro de dor orofacial atípica (3).

No Hospital Nacional Adolfo Guevara Velasco - EsSalud Cusco, há uma falta de dados sobre a prevalência e incidência da nevralgia do trigémeo; há pouca comunicação entre o dentista e as disciplinas de neurologia e neurocirurgia relativamente a esta condição.

Especificando o problema, a questão central do trabalho é ^Qual é a etiologia mais comum da neuralgia do trigêmeo em pacientes tratados no EsSalud Cusco de janeiro de 2019 a agosto de 2022?

É por isso que o presente estudo destaca o objetivo central de identificar a etiologia mais comum da neuralgia do trigémeo em pacientes tratados no EsSalud Cusco de janeiro de 2019 a agosto de 2022.

Este projeto de investigação está estruturado em três capítulos. O capítulo I "Abordagem do estudo" descreve a problemática do estudo, bem como a formulação do problema, a justificação, os objectivos e as hipóteses. No capítulo II "Enquadramento teórico" são desenvolvidos alguns esclarecimentos teóricos e conceptuais, bem como a etiologia e a génese mais comuns da nevralgia do trigémeo. No capítulo III "Metodologia", é efectuada a operacionalização das variáveis, a amostra e os métodos do estudo. Por fim, o capítulo IV "Resultados e discussão" contém a parte estatística, os resultados e as discussões correspondentes a este estudo científico. Adicionalmente, são apresentadas as conclusões da investigação, bem como as respectivas recomendações, referências bibliográficas e anexos.

CAPÍTULO 1

ABORDAGEM DO ESTUDO

1.1 Situação problemática

Em todo o mundo, a maioria dos doentes apresenta um exame físico e neurológico normal, não existindo biomarcadores fiáveis para a doença (2). Foi demonstrado que a predisposição genética na nevralgia do trigémeo (NT) pode envolver múltiplos genes e/ou produtos a jusante, como os canais iónicos, pelo que a NT pode ser multifatorial (4), e é mais frequente do que se supunha anteriormente (1). Neste sentido, Boto (2010) destaca que a incidência é de 4 por 100.000 habitantes (5). Existe a possibilidade de que o novo coronavírus SARS-CoV-2 seja uma etiologia secundária da NT (6). Assim, num caso relatado, um doente foi tratado por odontalgia, quando na realidade sofria de nevralgia trigeminal aguda, após a vacina Pfizer-BioNtech SARS-CoV-2 (7). Noutro cenário, um doente de 49 anos desenvolveu nevralgia do trigémeo (NT) com uma história de 10 anos de dor aguda, baça, constante, com estímulo mecânico-sensorial no terceiro ramo do nervo trigémeo, em resultado de uma infeção dentária crónica na área do pré-molar superior esquerdo (8). Demonstrando que há necessidade de uma maior compreensão da doença por parte dos dentistas e de uma melhor gestão dos pacientes para um tratamento atempado e correto, sem sacrificar nenhum dente. Por conseguinte, cabe aos neurocirurgiões/neurologistas divulgar conhecimentos sobre o diagnóstico correto e as modalidades de tratamento (9).

A nível latino-americano, o domínio e a informação desta fisiopatologia ajudariam os estomatologistas, neurologistas e neurocirurgiões a diferenciar entre a NT típica e atípica e a dor odontogénica (10). Assim, por exemplo, um paciente de 73 anos com desconforto facial, cujo diagnóstico real era de NT tipo I, foi insistentemente submetido a canais radiculares nos 22, 23 e 25, este último com apicectomia, além de exodontias nos 24 e 26 (11). Quanto ao fator idade, manifesta-se entre os 50 e os 90 anos, sendo o sexo feminino o mais recorrente em 67% e 33% o masculino; segundo a topografia, manifesta-se mais no ramo maxilar (V2) unilateralmente na zona facial esquerda em 72% dos casos; o grau de dor é severo em 47% dos casos segundo o teste de Valleix (3). Por último, observou-se que a "síndrome neurológica pós-COVID" representa um desafio para o neurologista clínico devido às múltiplas manifestações do sistema nervoso central e periférico com sintomas músculo-esqueléticos e neuropsiquiátricos, sem uma semiologia clássica, por exemplo: dor de cabeça intensa e constante, insónia, ansiedade e depressão inexplicada em doentes sem história prévia (12).

A nível nacional, os doentes mais afectados são mulheres (76,7%), sendo o lado mais afetado o direito (59,5%) e o ramo maxilar (33,23%) (13).

Entre as diferentes causas que podem estar a causar este problema, detectámos as seguintes: Falta de divulgação dos neurologistas e neurocirurgiões sobre a NT para a profissão de dentista, falta de informação do dentista sobre a NT e recorrência do paciente ao consultório dentário em vez de ir ao consultório neurológico por uma dor aparentemente dentária.

Se não forem tomadas medidas conscientes, o doente sujeito a uma crise de TN prolongada no tempo, sem ser devidamente diagnosticado e tratado, "pode levar ao suicídio" (14). Da mesma forma, os serviços de medicina dentária continuariam a prestar cuidados sem recorrer a um especialista, deixando os doentes mutilados na boca. Acima de tudo, os dentistas devem considerar a escala de dor VAS da odontalgia atípica (OA) quando confrontados com odontalgia sem uma causa orgânica razoável e evitar procedimentos dentários desnecessários (11).

A problemática existente terá implicações na formação profissional, pelo que esta investigação pretende gerar conhecimento da problemática da falta de conhecimento sobre como determinar a origem da dor odontogénica e não odontogénica, aproveitando as interconsultas com neurologistas da nossa localidade ou fazendo uso das redes sociais para vídeo-consultas, para que todos os especialistas envolvidos na área (neurologistas, neurocirurgiões e médicos dentistas) beneficiem para que possam trabalhar em conjunto e principalmente para benefício do paciente. Por fim, deve ser analisado o número de pacientes com dor não odontogénica que procuram o consultório dentário mensalmente.

1.2 Formulação do problema

De acordo com a base empírica e a observação do fenómeno na realidade, o problema geral é colocado nos seguintes termos:

1.2.1 Problema geral

/Qual é a etiologia mais comum da nevralgia do trigémeo em pacientes atendidos no Es salud Cusco de janeiro de 2019 a agosto de 2022?

1.2.2 Problemas específicos

a) /Existe uma relação entre TN e *idade* em pacientes atendidos no EsSalud Cusco de janeiro de 2019 a agosto de 2022?

b) /Qual é a relação entre TN e *sexo* em pacientes atendidos no EsSalud Cusco de janeiro de 2019 a agosto de 2022?

c) /Qual é a relação entre TN e *covid* em pacientes tratados no EsSalud Cusco de janeiro de 2019 a agosto de 2022?

d) /Qual é a relação entre a TN e *a genética* em pacientes tratados no EsSalud Cusco de janeiro de 2019 a agosto de 2022?

e) /Qual é a relação entre TN e *tumores* em doentes tratados no EsSalud Cusco de janeiro de 2019 a agosto de 2022?

1.3 Justificação teórica

O presente estudo é *importante* porque seus resultados contribuirão para as áreas de Neurologia, Neurocirurgia e Odontologia; melhorando as práticas educacionais, médicas, odontológicas e sociais, o que é de grande importância para os professores dos cursos de Neurologia, Neurocirurgia e Endodontia.

O trabalho é de *relevância científica,* pois traz uma importante contribuição para a pesquisa (15). Por se tratar de uma das áreas da Neurologia, Neurocirurgia e Odontologia que necessita de cuidados e tratamentos especiais por parte dos envolvidos, servirá de contribuição para outros fins científicos e técnicos, principalmente na área médica.

É de *relevância social*, pois segundo Boto (2010), afecta 1 pessoa por cada 100.000 habitantes e mais mulheres do que homens (5).

1.4 Justificação prática

Apresenta *singularidade, novidade e originalidade*, uma vez que existem poucos estudos actualizados sobre a nevralgia do trigémeo.

É atual porque a COVID é uma das causas prováveis da nevralgia do trigémeo (16).
Apresenta *viabilidade e factibilidade* a serem investigadas, pois investiga informações contidas na instituição a ser estudada.
Existe um *interesse pessoal*, pois há uma preferência especial pelo estudo da etiologia mais comum da nevralgia do trigémeo, devido aos frequentes casos de odontalgia no consultório dentário.

1.5 Objectivos

1.5.1. Objetivo geral

Identificar a etiologia mais comum da nevralgia do trigémeo em doentes tratados no EsSalud Cusco de janeiro de 2019 a agosto de 2022.

1.5.2. Objectivos específicos

a) Para determinar a relação entre TN e idade em pacientes atendidos no EsSalud Cusco de janeiro de 2019 a agosto de 2022.

b) Comparar a relação entre TL e sexo em pacientes atendidos no EsSalud Cusco de janeiro de 2019 a agosto de 2022.

c) Associar a relação entre TN e COVID em pacientes tratados no EsSalud Cusco de janeiro de 2019 a agosto de 2022.

d) Estabelecer a relação entre a TN e a genética em pacientes tratados no EsSalud Cusco de janeiro de 2019 a agosto de 2022.

e) Descrever a relação entre TN e tumores em pacientes tratados no EsSalud Cusco de janeiro de 2019 a agosto de 2022.

1.6 Hipótese

1.6.1 Hipótese geral

HGA. Existe uma etiologia mais comum da nevralgia do trigémeo em doentes tratados no EsSalud Cusco de janeiro de 2019 a agosto de 2022.

HGO. Não existe uma etiologia comum para a nevralgia do trigémeo nos doentes atendidos no EsSalud Cusco de janeiro de 2019 a agosto de 2022.

1.6.2 Hipóteses específicas

1.6.2.1 Cenário específico 01

Ha. Existe uma relação entre TN e idade em pacientes atendidos no EsSalud Cusco de janeiro de 2019 a agosto de 2022.

Ho. Não há relação entre TN e idade em pacientes atendidos no EsSalud Cusco de janeiro de 2019 a agosto de 2022.

1.6.2.2 Cenário específico 02

Ha. Existe uma relação entre TN e sexo em pacientes atendidos no EsSalud Cusco de janeiro de 2019 a agosto de 2022.

Ho. Não há relação entre TN e sexo em pacientes atendidos no EsSalud Cusco de janeiro de 2019 a agosto de 2022.

1.6.2.2 Hipótese específica 03

Ha. Existe uma relação entre TN e COVID em pacientes atendidos no EsSalud Cusco de janeiro de 2019 a agosto de 2022.

Ho. Não há relação entre TN e COVID em pacientes atendidos no EsSalud Cusco de janeiro de 2019 a agosto de 2022.

1.6.2.3 Hipótese específica 04

Ha. Existe relación entre la NT y la genetica en pacientes atendidos en EsSalud Cusco desde enero del 2019 hasta agosto del 2022.
Ho. Não há relação entre TN e genética em pacientes atendidos no EsSalud Cusco de janeiro de 2019 a agosto de 2022.

1.6.2.4 Hipótese específica 05

Ha. Existe uma relação entre TN e tumores em pacientes tratados no EsSalud Cusco de janeiro de 2019 a agosto de 2022.
Ho. Não há relação entre TN e tumores em pacientes atendidos no EsSalud Cusco de janeiro de 2019 a agosto de 2022.

CAPÍTULO 2

QUADRO TEÓRICO

2.1 Quadro filosófico ou epistemológico da investigação

Descrever o enquadramento filosófico ou epistemológico nesta investigação, sobre as variáveis Etiologia Mais Comum como variável X e Nevralgia do Trigémio como variável Y, surge da curiosidade em determinar a relação que existe entre estas com as suas respectivas dimensões; e assim poder compreender a preponderância destas e as alterações que se poderiam dar no campo formativo, profissional e do paciente.

Enquanto a Ontologia, a Neurologia e a Neurocirurgia estão interligadas na postura filosófica da medicina. Persiste uma fronteira difusa (Ackroyd e Fleetwood, 2000), como modelo: "Substituindo a questão epistemológica 'Como compreender o que é encontrado' pela abordagem ontológica 'O que é encontrado'? Humanamente, deduziríamos que o que está presente é dado pelas nossas definições ou concepções. Uma dedução palidamente errónea".

Portanto, a conceção do processo de treinamento-melhoria da qualidade de vida dos pacientes requer alguns elementos a serem considerados, como os fatores predisponentes e etiológicos, além das classes de TN e suas escalas de dor, em relação às suas dimensões correspondentes, sem esquecer a saúde, a latitude e o contexto geográfico.

Aprender de acordo com a realidade dos envolvidos engloba pontos científicos, técnicos e éticos, que se cruzam valorativa e epistemologicamente (Diaz, 2008).

Assim, sugere-se que se tenham em consideração as propostas de outros estudiosos, que ajudam a compreender a ocorrência de determinados factos, manifestados de acordo com o contexto em que se encontram, criando confrontos, que o investigador deve ultrapassar, escolhendo teorias com uma visão panorâmica, chegando a uma abordagem específica do que se pretende demonstrar. *Neste âmbito, Popper (1934) refere que "o método de contrastar criticamente as teorias e de as escolher, tendo em conta os resultados obtidos no seu contraste (...). Uma vez apresentada provisoriamente uma nova ideia, quer se trate de uma antecipação, de uma hipótese, de um sistema teórico ou do que quer que se deseje, tiram-se conclusões por dedução lógica, comparando-as entre si e com outros enunciados pertinentes, a fim de encontrar as relações lógicas (equivalência, dedutibilidade, compatibilidade ou incompatibilidade, etc.) que existem entre elas" (p.8).*

No presente estudo, os dados informatizados dos doentes revelaram dores intensas, na sua maioria desencadeadas por movimentos inofensivos e atualmente sem acesso à Ressonância Magnética (RM).

Do exposto, consideram-se os estudos prévios mais relevantes (Vazques, 2020), que defende que se desenvolve mais no público feminino com mais de 60 anos e com alcance do lado direito da face.

De facto, Lara (2021), manifesta-se no público feminino com mais de 50 anos de idade, com zonas de gatilho resultantes de desmielinização.

Os dentistas, os neurologistas e os neurocirurgiões devem ser inspirados a cuidar da melhor forma possível da nevralgia do trigémeo; por conseguinte, a fim de alcançar um maior conhecimento, incentivar a formação entre estas disciplinas.

"O estudante de odontologia e medicina humana deve ter uma base de conhecimento

sobre a Neuralgia do Trigêmeo, (Cargua et al., 2017), por exemplo: um diagnóstico correto leva ao sucesso no tratamento. Cumprindo integralmente os parâmetros, os resultados serão, sem dúvida, favoráveis para o paciente, bem como para a formação do aluno e a orientação do paciente".

2.2 Antecedentes da investigação

a) A nível nacional

Tragodara (2020). A TN ou tique doloreux é uma doença muito dolorosa, que, para evitar confusões, deve ser excluída a hipótese de cefaleias ou outras doenças; atualmente, é apoiada por exames de imagem; no entanto, se não for tratada adequadamente, pode levar ao stress no trabalho, social, psicológico e até ao suicídio (17).

Vasquez (2020). Foram analisados 163 prontuários de Neurologia, Neurocirurgia e Odontologia, com dados retirados de uma ficha de coleta de dados, levando em consideração idade, sexo, área facial lesionada e ramo do trigêmeo, cujos valores foram carregados em tabelas e gráficos de barras. A NT foi mais desencadeada em pessoas entre 60 e 69 anos, mais em mulheres (76,7%), e unilateralmente do lado direito (59,5%), sendo o ramo V2 o mais acometido (33,23%), e porque se não tomarmos cuidado, podemos evitar suicídios por imperícia (14).

b) A nível internacional

Boto (2010). A TN é uma entidade patológica ainda desconhecida e mesmo mal gerida pelos especialistas, ocorre a partir dos 50 anos e por volta dos 63 anos, segundo alguns autores é mais frequente nos homens (1,2:1) e para outros mais frequente nas mulheres. A incidência anual é de cerca de 4 por 100.000 habitantes e raramente é genética. Afecta geralmente o hemiarco direito em 60% dos casos, 39% manifesta-se do lado esquerdo e 1% bilateralmente com dor alternada ocorrendo principalmente em casos de esclerose múltipla, razão pela qual 18% dos doentes com TN bilateral apresentam esta patologia. Da mesma forma, os ramos V2 e V3 são os mais afectados, com 42% dos casos, o ramo V2 sozinho com 20%, o ramo V3 sozinho com 17% e V1 e V2 juntos com 14%, e V1, V2 e V3 com 5% e V1 sozinho com 2%.

A NT raramente se apresenta como um estado trigeminal ou uma sucessão rápida de espasmos semelhantes a tiques, desencadeados por qualquer estímulo, mas a fenitoína intravenosa é muito eficaz. Pode ser dividida em primária, idiopática ou essencial e secundária ou sintomática (5).

Von Eckardstein e Veit Rohde (2015). A NT é normalmente desencadeada pela mastigação e pela manipulação das gengivas. Por conseguinte, é provável que os doentes consultem o seu dentista quando se apresentam pela primeira vez, antes de serem encaminhados para um neurologista ou neurocirurgião. Dos 51 pacientes, dois terços referiram não ter dor; quarenta e um pacientes (82%) consultaram inicialmente o seu dentista; destes, 27 receberam tratamento dentário invasivo para a síndrome da dor, incluindo extracções, canais radiculares e implantes. Dos 98 dentistas locais contactados, 51 responderam e três quartos sentiram-se competentes para avaliar a nevralgia do trigémeo. Uma elevada percentagem de pacientes que são tratados cirurgicamente para a nevralgia do trigémeo consultam primeiro o seu dentista e recebem tratamento dentário possivelmente injustificado. Os diagnósticos diferenciais incluem síndromes de dor odontogénica, bem como dor orofacial atípica. A literatura atual reconhece as dificuldades em diagnosticar corretamente a nevralgia do trigémeo, mas parece subestimar a sua extensão (3).

Alcantara e Sanchez (2016). A incidência de TN é de 413%, inicialmente como tratamento farmacológico (carbamazepina 100mg- duas vezes ao dia, Oxcarbazepina 300mg- duas vezes ao dia, Baclofeno 5mg- três vezes ao dia, gabapentina 100mg- três vezes ao dia, pregabalina 75mg uma vez por noite, lamotrigina 25mg- uma vez por dia, fenitoína 50mg- 3 vezes por dia, topiramato 25mg- uma vez por noite durante 7 dias e depois aumentar durante 1 a 2 semanas em doses de 25-50mg duas vezes por dia, levetiracetam 250mg- duas vezes por dia); No entanto, a não resolução pela medicação leva à cirurgia, quer aberta, quer percutânea conservadora, sendo esta última eficaz; porém, a sua recorrência leva à preferência pela microdescompressão vascular. A esperança de melhoria das perspectivas terapêuticas assenta claramente nos novos procedimentos de aplicação da radiofrequência. A termocoagulação por radiofrequência é eficaz contra a dor em 97% dos casos, com uma recorrência ao meio ano de 25% e uma persistência da dor na década de 52,3%; as suas complicações são a hipoestesia facial 1-9% e a anestesia da córnea 0-17% (18).

Alcantara e Gonzales (2017). O discernimento para acertar na NT é terminologicamente fraco e interfere na relação entre o pesquisador, o médico assistente e o paciente. Por esse motivo, a Academia Americana de Neurologia (AAN) desenvolveu uma nova taxonomia com critérios de precisão diagnóstica, com um sistema de classificação para dor neuropática, criado para ser aplicado nas decisões de diagnóstico e tratamento (19).

Gossweiler (2018). A auto-hemoterapia major é um dos métodos de administração sistémica de oxigénio/ozono medicinal (MOZO) que pode ser aplicado para tratar condições resultantes do stress oxidativo crónico. Este relato de caso descreve a aplicação de auto-hemoterapia major, 3 sessões durante 14 dias antes da exodontia do dente 36 para facilitar a resolução da NT, sem sintomas no seguimento de 4 meses, como resultado de uma infeção dentária crónica nesse dente, numa paciente do sexo feminino de 49 anos de idade com uma história de 10 anos de estimulação mecânica e sensorial aguda, aborrecida e constante do terceiro ramo do nervo trigémeo (20).

Grin et al. (2018). Através de um exame completo que inclui TAC, RMN e laboratório, evita-se o tratamento do canal radicular dos dentes afectados e inicia-se então a toma farmacológica de carbamazepina. Não se deve esquecer que esta patologia se apresenta como dor odontogénica, pelo que é urgente que os estomatologistas estejam atentos à sua sintomatologia. De forma a evitar casos como o deste doente de 73 anos, que foi submetido a tratamento de canal em 22, 23 e 25, este último com apicoectomia, bem como a exodontias em 24 e 26, quando o verdadeiro diagnóstico era TN tipo I (13).

Antonaci et al. (2020). Recrutaram 102 doentes, na sua maioria mulheres, com um rácio F:M de 2,64:1. Oitenta e seis por cento dos doentes consultaram um médico aquando dos primeiros ataques de dor. Os especialistas consultados antes do diagnóstico de NT foram: médicos de cuidados primários (PCP) 43,1%, dentistas 30,4%, otorrinolaringologistas 3,9%, neurocirurgiões 3,9%, neurologistas ou especialistas em cefaleias 14,7%, outros 8%. O diagnóstico final foi efectuado por um neurologista ou especialista em cefaleias em 85,3%, e o intervalo médio entre o início da doença e o diagnóstico por um especialista foi de 10,8 ± 21,2 meses. O "atraso no diagnóstico" foi de 7,2 ± 12,5 meses e foram detectados erros de diagnóstico na primeira consulta em 42,1% dos casos. Foram efectuadas investigações instrumentais e laboratoriais em 93,1% dos doentes antes do diagnóstico final de NT. Os erros de diagnóstico foram: problemas dentários 37,48%, incluindo odontalgia, abcesso periodontal, cáries, granulomas dentários; sinusite 14,3%; dor facial não especificada 9,1%; cefaleia não especificada 7,8%; enxaqueca 6,5%; cefaleia em salvas 5,2%; disfunção da articulação temporomandibular 3,9%; cefaleia de tensão glaucoma 1,3%, otite 1,3%; amigdalite 1,3%. Com o diagnóstico correto, o tratamento foi carbamazepina 80,3%, gabapentinóides 11,7%, topiramato 2%, lamotrigina 2%; oxacarbazepina 1%, metilprednisolona 1%, opióides 1%, antidepressivos 1%. Em suma, a TN tem caraterísticas típicas e está bem definida pelos critérios de diagnóstico internacionais disponíveis. No entanto, é subdiagnosticada e subtratada. Por conseguinte, é necessário melhorar os conhecimentos neurológicos, a fim de reconhecer atempadamente o quadro clínico da NT e aderir adequadamente a diretrizes específicas. Isto pode resultar num resultado favorável para os doentes, cuja qualidade de vida é frequentemente afetada de forma grave (1).

Ayele et al. (2020). A faixa etária dos 61 participantes variou de 21 a 78 anos; 50,8% eram do sexo masculino, 41% tinham histórico de extrações dentárias no lado envolvido, enquanto 68,9% relataram envolvimento do lado facial direito, onde o ramo mais comum era o mandibular 47,5%; (90,2%) dos pacientes preencheram os critérios para NT clássica e 9,8% tinham NT sintomática. A maioria dos participantes relatou tipos mistos de dor, tais como ardor, lancinante e tipo choque elétrico. Foi identificada uma zona de gatilho bem definida num terço (36%) dos casos. A carbamazepina foi o fármaco mais frequentemente prescrito, com uma dose média de 600 mg (RIQ: 400 - 1000 mg). Dois terços dos doentes referiram uma satisfação proeminente. A dose média (± DP) de carbamazepina utilizada para controlar a dor foi significativamente mais elevada entre os doentes com história de extração dentária em comparação com os doentes sem história de extração dentária (736 ± 478,6 mg vs. 661,1 ± 360,4 mg, respetivamente, T = - 2,06, p = 0,04 95% CI -213,41 a -2,98). Um número estatisticamente significativo de pacientes com envolvimento de um único ramo relatou uma excelente satisfação com o seu tratamento em comparação com aqueles com envolvimento de mais de um ramo (95% CI 1,3-3,8: p = 0,006) (8).

De Laat (2020). Para não confundir a dor odontogénica com a dor não odontogénica (miofascial, neuropatia trigeminal, bem como dor neuropática trigeminal pós-traumática dolorosa, dor neurovascular orofacial, doença cardíaca e dos seios paranasais). É necessária uma boa HC sistémica com uma anamnese adequada, um exame dentário, periodontal e intra-oral detalhado e uma radiografia orofacial geral. Finalmente, se o caso o justificar, devem ser utilizadas outras técnicas de exame (21).

Jaramillo e Mendoza (2020). Devido à sua causa desconhecida, é essencial ter uma consulta médica especializada para descartar doenças sistémicas como a diabetes e a hipertensão arterial. Dado que, é uma alteração crônica de dor intensa do V nervo craniano em ambas as porções motoras e sensíveis; de 2015 a 2019 graças aos dados estatísticos da área odontológica do hospital Teodoro Maldonado Carbo, foram tabulados valores absolutos e relativos, plotados em tabelas de frequências e percentuais, identificando 39 pacientes com TN, que relataram de acordo com o grupo: Idade, (50-90 anos) 68% ou 17 do sexo feminino; sexo, 67% ou 26 do sexo feminino, e 33% ou 13 do sexo masculino; localidade, (área sinistra da face) 72% ou 28 casos; grau de dor, severa unilateral (ramo maxilar ou V2 ao exame de Valleix) 47% ou 28 pacientes (22).

Tripathi et al. (2020). Para avaliar se os pacientes foram submetidos a tratamento de canal para TN não diagnosticada, de 187 pacientes, 117 pacientes participaram. Cerca de 55,5% dos pacientes tinham odontalgia e 65,8% visitaram o dentista. Cerca de 41,8% dos pacientes foram submetidos a um procedimento dentário; 18,8% tiveram um agravamento da dor, enquanto 8,5% tiveram alguma melhoria parcial. Cerca de 19,6% também foram submetidos a tratamento de canal, enquanto 6,8% fizeram um bloqueio de nervo. Em média, foram extraídos 1,6 dentes por pessoa. Setenta e um por cento dos pacientes estavam satisfeitos com a radiocirurgia Gamma Knife para TL num seguimento médio de 49 meses. Em última análise, é necessário que os dentistas e os doentes compreendam melhor a doença, para que possam proceder a um tratamento atempado e correto sem terem de se submeter a exodontias. Por conseguinte, cabe aos neurocirurgiões/neurologistas divulgar conhecimentos sobre o diagnóstico correto e as modalidades de tratamento (10).

Bara et al. (2021). A nevralgia do trigémeo, ou em francês tic douloureux, é uma condição dolorosa de particular gravidade, embora tecnicamente seja uma dor neuropática, a maioria das fontes inclui-a entre a vasta gama de dores de cabeça atípicas e dores faciais. Não é raro os doentes passarem de um especialista para outro (incluindo dentistas) e, por vezes, serem submetidos a tratamentos dentários desnecessários e ineficazes, como canais radiculares e extracções, o que contribui para o seu mal-estar diário. Como tratamento, a carbamazepina tem alguns efeitos anticolinérgicos; descoberta em 1962, mudou a história natural da doença; quatro anos mais tarde foi comercializada como Tegretol, com resultados entusiásticos. Naturalmente, a cirurgia fez progressos notáveis: a descompressão microvascular de Janetta, centrada no gânglio de Gasser, das hipóteses de desmielinização ao "acendimento" de modelos devido a axónios lesionados e hiperexcitáveis (23).

Duran e Duran (2021). Dos 5070 doentes neurológicos, 3280 eram do sexo feminino (64,7%) e 1790 do sexo masculino (35,3%); 237 destes doentes apresentavam manifestações neurológicas pós-COVID (4,67%). 151 eram do sexo feminino (2,97%), 86 eram do sexo masculino (1,69%). Quarenta e um por cento apresentavam envolvimento do SNC (cefaleias, vertigens, convulsões, perturbações da memória, tremores), 57% envolvimento do SNP (parestesia, fraqueza, polineuropatia dolorosa, nevralgia do trigémeo), 45% envolvimento músculo-esquelético (mialgia, poliartralgia) e 35% envolvimento neuropsiquiátrico (ansiedade, depressão, insónia). A maioria (78%) apresentava 2 a 4 sintomas. A "síndrome neurológica pós-COVID" representa um desafio diagnóstico para o neurologista clínico devido às suas múltiplas manifestações: sintomas do sistema nervoso central e periférico, músculo-esqueléticos e neuropsiquiátricos, sem uma semiologia clássica, com cefaleias intensas e constantes, uso excessivo, insónia, ansiedade e depressão inexplicada em doentes sem história prévia. A resposta ao tratamento clássico é variável, uma vez que os sintomas podem ser variados e generalizados (semelhante a uma picada de traça). Estamos apenas a começar a aprender sobre esta doença complexa, nova e altamente infecciosa 24).

Inoyatova et al. (2021). Foram estabelecidos os seguintes supostos factores etiológicos para o desenvolvimento da doença: maus hábitos 0,5%, ataque isquémico transitório (AIT) 5%, doença dentária 10%, stress grave 11%, doença do ouvido, nariz e garganta (ORL) 19%, constipações frequentes 26%, hipotermia frequente 26%. Por outro lado, doenças concomitantes em doentes com NT devido a doenças do sistema cardiovascular: diabetes 2%, obesidade 23%, doença da tiroide 1%, doença do trato gastrointestinal 4%, arteriosclerose 25%, isquémia cardíaca 14%, doença hipertónica 31%. De facto, o lado da face mais frequentemente afetado é o direito (60%) e, em menor grau, o esquerdo; mas a dor bilateral simultânea na NT é rara (1,7%-5%). No entanto, estes doentes apresentam frequentemente paroxismos de dor lateral alternada unilateral. Em termos de dor, os ramos maxilar (V2) e mandibular (V3) são os mais frequentemente envolvidos, embora um quarto dos casos afecte a divisão oftálmica (V1). Assim: apenas V2 (32,5%), V2 e V3 (42,5%) no lado direito do processo (53%). Por faixa etária, os doentes de meia-idade e idosos sofrem mais frequentemente de NT com 66,7%, predominando as mulheres com 64,8%. No entanto, os doentes de diferentes idades reagem de forma heterogénea à síndrome da dor. O quadro clínico da NT é determinado por lesões nos ramos, cujos sintomas mais específicos são a presença de zonas de gatilho para o desenvolvimento da dor. Com base nos dados obtidos, foi demonstrado que a intensidade da síndrome da dor pode ser avaliada através da Escala de Depressão de Beck e da EVA. Neste estudo, a Escala de Depressão de Beck não reflecte uma imagem objetiva da síndrome de dor aguda, especialmente no grupo de comparação (25).

Kaya e Kaya (2021). Um doente desenvolveu neurite trigeminal aguda após a vacina SARS-CoV-2 da Pfizer-BioNTech. O doente recuperou completamente com tratamento com esteróides. Devido aos achados, incluindo caraterísticas típicas e localização da dor e ativação por algumas acções, o caso foi considerado como nevralgia do trigémeo (TN 2021). Foi administrada pregabalina para controlar a dor. No entanto, apesar de 4 semanas de tratamento, a dor persistiu e os ataques continuaram. Na mesma altura, o doente foi consultado por dor de dentes. Embora a radiografia dentária fosse normal, foi-lhe administrada amoxicilina/ácido clavulânico (2x1 g por dia). Após a utilização da primeira dose de antibiótico, o doente desenvolveu angioedema e o seu estado .geral piorou. Foi administrada metilprednisolona 80 mg por via intravenosa no serviço de urgência. Posteriormente, o doente teve alta para o domicílio com um curso gradual de esteróides durante 7 dias. Com este tratamento, todas as queixas, incluindo as dores faciais, maxilares e dentárias, recuperaram. O doente tem vindo a evoluir bem e sem recidivas nos acompanhamentos regulares desde há 6 meses (9).

Lara C. (2021). Geralmente é causada pela compressão de vasos sobre o nervo, mas há excepções, onde esta condição não se desenvolve. Existem 4-13 casos por 100.000 habitantes e principalmente em mulheres com mais de 50 anos de idade. Investigações sobre a desmielinização radicular do nervo, segundo Moses, Beaver e Kerr; manifesta-se por compressão vascular da região radicular posterior, com presença de mielina degenerativa irregular no trajeto do nervo trigémeo e, por esta desmielinização segmentar, revelam-se transmissões não sinápticas, dando origem a disparos. Para o seu tratamento, os fármacos de eleição são: Carbamazepina, lamotrigina, baclofeno, gabapentina, pregabalina, toxina botulínica; enfim, aguardar um medicamento melhor tolerado (26).

Maarbjerg e Benoliel (2021). A nível mundial, a nova Classificação Internacional das Cefaleias (ICHD) para a NT baseia-se em dados clínicos, imagiológicos e estudos neurofisiológicos fiáveis. No entanto, há uma falta de medicamentos seguros e eficazes para gerir a NT, bem como uma falta de dados sólidos sobre as opções neurocirúrgicas. Do mesmo modo, é necessária mais investigação sobre os sinais clínicos associados (lacrimejo e alterações sensoriais), bem como sobre todos os aspectos da NT (história natural, quadro clínico, diagnóstico, tratamento e prognóstico). Em conclusão, a investigação deve seguir as linhas gerais da ICHD para a NT, com ênfase em investigações rigorosas de alternativas cirúrgicas para os diferentes subtipos de NT e numa melhor farmacoterapia (2).
Mannerak et al. (2021). Cerca de 1-2% dos casos de TN são hereditários. Estudos disponíveis em humanos propõem os seguintes genes como possíveis contribuintes para o desenvolvimento de TN: CACNA1A, CACNA1H, CACNA1F, KCNK1, TRAK1, SCN9A, SCN8A, SCN3A, SCN10A, SCN5A, NTRK1, GABRG1, gene MPZ, gene MAOA e SLC6A4. O seu papel na NT familiar continua por esclarecer. Estudos experimentais em animais sugerem um papel emergente da genética na dor do trigémeo, embora os modelos animais possam ser mais relevantes para a dor neuropática do trigémeo do que a NT em si. Em suma, esta revisão sistemática sugere um papel mais importante dos factores genéticos na patogénese da NT do que se supunha anteriormente (7).
Mo et al. (2021). Os pacientes com nevralgia do trigémeo (NT) apresentaram reduções nos índices corticais no córtex cingulado anterior (ACC), no córtex cingulado medial (MCC) e no córtex cingulado posterior (PCC) em relação aos controlos. Além disso, registaram uma redução generalizada do volume subcortical, mais evidente no putamen, no tálamo, no accumbens, no pallidum e no hipocampo. As alterações morfológicas em todo o cérebro permitem o diagnóstico automático da NT com elevada especificidade (NT: 95,35%; controlos da doença: 46,51%). Em última análise, a NT está associada a um padrão distintivo de neuroimagem estrutural de todo o cérebro, sublinhando o valor da aprendizagem automática como abordagem para diferenciar fenótipos morfológicos, revelando, em última análise, o espetro completo desta doença e destacando biomarcadores de diagnóstico relevantes (12).
Molina et al. (2021). Embora o teste PCR tenha sido negativo, para o doente de 65 anos, o teste rápido mostrou serologia IgM e IgG positiva para SARS-CoV-2, e uma análise inicial mostrou um D-dímero ligeiramente elevado de 800 ng/ml (limite superior: 500 ng/ml). Devido a estes achados, o doente foi diagnosticado com TN secundária à infeção viral por SARS-CoV-2. No entanto, a dor resolveu-se com a melhoria dos sintomas específicos da COVID-19. Por conseguinte, o novo coronavírus SARS-CoV-2 é uma possível etiologia da NT secundária. No entanto, são necessários mais estudos para elucidar a neuropatologia desta infeção viral (16).
Mortazavi et al. (2021). O relato de um homem de 38 anos com odontalgia atípica (OA) que, após ter sido submetido a 28 restaurações de canais radiculares e 4 extracções com dor com origem na região pré-molar esquerda e irradiando para a região mandibular contralateral, pescoço, cabeça e ombros, foi encaminhado para o cirurgião maxilofacial e diagnosticado como odontalgia atípica e tratado com fluoxetina e clonazepam. Este facto

torna claro que os dentistas devem considerar a escala visual analógica (EVA) quando confrontados com odontalgia sem uma causa orgânica razoável e evitar procedimentos dentários desnecessários (11).

Slettebo (2021). De 102 pacientes que consultaram por dor facial, 38 pacientes foram encaminhados primeiro para um neurologista, 1 paciente para um neurocirurgião e 1 paciente para um cirurgião oral para tratamento cirúrgico da suspeita de NT. Todos estes 38 doentes tinham sido examinados por um ou mais dentistas antes de consultarem o seu neurologista. Os outros 64 doentes foram avaliados para acompanhamento de rotina, para dor pós neurocirúrgica ou para outros tipos de dor facial. Além disso, o sobrediagnóstico da NT ocorreu numa proporção significativa de doentes encaminhados para tratamento neurocirúrgico. A principal razão foi a sobrestimação dos achados da RM: à custa de uma história e de um exame cuidadosos. Consequentemente, o diagnóstico incorreto é um importante fator contra a saúde, uma vez que os doentes

podem enfrentar riscos desnecessários e neurocirurgias inúteis, para além de atrasarem o tratamento da sua condição dolorosa subjacente (27).

Smith et al. (2021). Os investigadores encontraram múltiplos alvos genéticos e moleculares envolvidos em possíveis fisiopatologias relacionadas com a criação da nevralgia do trigémeo. Sem uma génese candidata clara, o que demonstra a possibilidade de a predisposição genética para a nevralgia do trigémeo poder envolver múltiplos genes e/ou produtos a jusante, tais como canais iónicos, portanto, a TN poderia ser multi-causal. Assim, a incapacidade do modelo de compressão neurovascular para explicar satisfatoriamente um subconjunto significativo de doentes com NT esporádica e familiar levou à investigação de modelos alternativos, especialmente os que envolvem canais iónicos (6).

abril et al. (2022). Dos 21 artigos selecionados, apenas 9 foram filtrados, dos quais 3 eram relatos de caso e 6 estudos descritivos. Todos eles interceptam que a ausência de informações sobre a TN leva ao tratamento desnecessário do canal radicular. Assim, através da elaboração de uma história clínica correta com exames complementares adequados, é possível efetuar um diagnóstico correto e prever a falta de informação sobre a NT, evitando que os médicos dentistas e endodontistas tratem os canais radiculares sem qualquer fundamento. Por conseguinte, o domínio e a informação desta fisiopatologia seriam particularmente úteis para estomatologistas e endodontistas. Do mesmo modo, os neurologistas e neurocirurgiões poderiam diferenciar a dor odontogénica da NT típica e atípica (28).

Chen et al. (2022). A etiologia da NT é provavelmente multifatorial em muitos doentes. Apenas uma pequena percentagem de doentes com NT apresenta compressão demonstrável ou alterações morfológicas no nervo trigémeo, e a compressão neurovascular nem sempre se traduz em doença. Além disso, a maioria dos doentes apresenta um exame físico e neurológico normal e não existem biomarcadores fiáveis para a doença. Por conseguinte, uma apresentação tão complexa da doença torna difícil o diagnóstico exato da NT; felizmente, as intervenções cirúrgicas e minimamente invasivas parecem ter uma solução promissora (29).

Jay e Barkin (2022). Para ser claro, na dor facial, a enxaqueca e as cefalalgias autonómicas do trigémeo estão localizadas em torno das regiões ocular e frontal. No entanto, foram registadas dores orais e faciais isoladas com caraterísticas neurovasculares sugestivas de migrânea facial ou orofacial. Em todo o caso, a "migrânea facial" isolada é muito rara (0,2%). É uma causa de diagnóstico incorreto de patologia dentária e do seio maxilar. Apesar disso, a NT é frequentemente mal diagnosticada devido à sua apresentação inicial num contexto de cuidados primários, com pelo menos três subtipos, cujo tratamento pode ser multifatorial. Por sua vez, os critérios diagnósticos para NT na Classificação Internacional de Cefaleias, Edição 3 (ICHD-3), sugerem: paroxismos recorrentes de dor facial unilateral na distribuição de uma ou mais divisões do nervo trigémeo, com duração de uma fração de segundo a dois minutos, severa e do tipo choque elétrico, lancinante ou lancinante e pode ser precipitada por estímulos inócuos tanto com como sem o dermátomo trigeminal afetado. Por conseguinte, uma história e um exame neurológico minuciosos são essenciais para obter o diagnóstico correto (4).

2.3 Base teórica

2.3.1 Nevralgia do trigémeo (NT)

O nervo trigémeo, componente de dois elementos sensoriais e motores, é um grande nervo craniano; parte da face anterior da ponte em duas fibras motoras e sensoriais; dirige-se para a frente até atingir a porção superior do vértice da secção petrosa do osso temporal, no interior da fossa craniana média; a partir dele, a porção sensorial gera o gânglio trigémeo de Gasser, dando origem ao ramo oftálmico (V1) de fibras sensoriais, com ramos: frontal, lacrimal e nasal; maxilar superior (V2) de fibras sensoriais, com ramos: oftálmico (V1) de fibras sensoriais, com ramos: frontal, lacrimal e nasal: frontal, lacrimal e nasal; maxilar (V2) de fibras sensoriais, com ramos: orbital, esfenopalatino, pterigopalatino, nasal posterior/superior, nasopalatino, palatino e dentário superior; e mandibular (V3) de fibras motoras e sensoriais, com ramos: menmgeo recorrente, temporal medial profundo, temporomaseterino, temporobucal, auriculotemporal, dentário inferior, hipoglosso menor ou lingual e ramo mentoniano (14).

A TN ou tique doloreux é uma doença muito dolorosa e, para evitar confusões, devem ser excluídas cefaleias ou outras patologias; além disso, atualmente é apoiada por exames de imagem (17). Tem uma prevalência de 4-13 casos por 100.000 habitantes (18). É normalmente desencadeada pela mastigação e pela manipulação das gengivas. Por conseguinte, é provável que os doentes consultem o seu dentista quando ocorre pela primeira vez, antes de serem encaminhados para um neurologista ou neurocirurgião (3). De notar que a NT, com exceção da esclerose múltipla, envolve unilateralmente a área facial (19). É raro que a NT se apresente como um estado trigeminal ou uma sucessão rápida de espasmos semelhantes a tiques, desencadeados por qualquer estímulo.

De acordo com a sua topografia, os ramos V2 e V3 são mais afectados, como se segue: V1 (4%); V2 (23%); V3 (15%); V1 e V2 (16,5%); V2 e V3 (32%) (22). Outro exemplo, com localidade, seio facial em 72%, com dor unilateral intensa no ramo V2 ao exame de Valleix e 47% dos casos (22). Para outro autor, o lado da face mais afetado é o direito (60%), e em menor grau o esquerdo; mas a dor bilateral simultânea em TN é rara (1,7%-5%). No entanto, estes doentes apresentam frequentemente paroxismos de dor lateral alternada unilateral. Em termos de dor, os ramos maxilar (V2) e mandibular (V3) são os mais frequentemente envolvidos, embora um quarto dos casos afecte a divisão oftálmica (V1). Assim: V2 isoladamente 32,5%, V2 e V3 42,5%; no lado direito do processo 53%

(25). Outras investigações científicas demonstram que o hemiarco direito é geralmente afetado em 60% dos casos, 39% do lado esquerdo e 1% bilateralmente com dor alternada, ocorrendo principalmente em casos de esclerose múltipla, razão pela qual 18% dos doentes com NT bilateral apresentam esta patologia. Da mesma forma, os ramos V2 e V3 são os ramos mais lesados (42% dos casos), o ramo V2 isolado (20%), o ramo V3 isolado (17%), V1 e V2 juntos (14%), e V1, V2 e V3 (5%) e V1 isolado (2%) (5). A saber, outra investigação também apontou o lado direito como o mais acometido 59,5% em seu ramo V2 com 33,23% (14). Por outro ângulo, em um estudo 68,9% mostraram envolvimento do lado direito da face, onde o ramo mais acometido foi o mandibular 47,9% (13).

O ramo mais afetado foi o mandibular 47,5% (8). Numa pesquisa, o desenvolvimento da NT como resultado de uma infeção dentária crónica neste dente foi demonstrado numa paciente do sexo feminino de 49 anos de idade com uma década de dor aguda, baça e constante por estímulos mecânicos e sensoriais localizada no ramo V3 (20).

Figura 1 *Dor causada pela Nevralgia do Trigémeo*

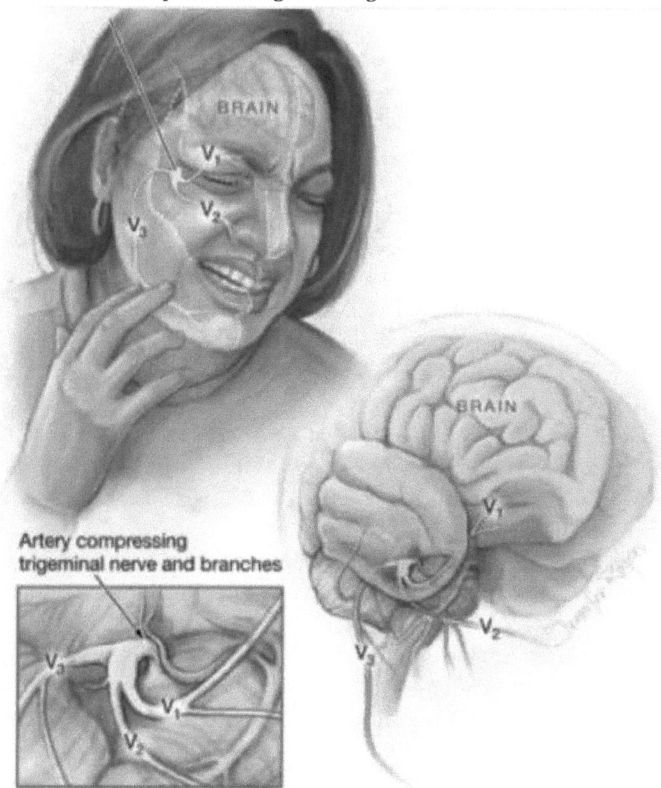

Nota: Adaptado de Lara (2021).

É necessária uma boa H.C. sistemática com uma anamnese adequada, um exame dentário, periodontal e intra-oral pormenorizado e uma radiografia orofacial geral. Finalmente, se o caso o justificar, são necessárias outras técnicas de exame (21). Além disso, uma história completa e um exame neurológico são essenciais para obter o diagnóstico correto (4). Ao examinar um doente com NT, deve examinar-se a sensibilidade facial, a musculatura ocular extrínseca, a função mastigatória dos masséteres e dos pterigóides com a boca aberta, com o queixo desviado para o lado doente em paresia. Por fim, o diagnóstico diferencial da NT deve ter em conta o herpes zoster com dor contínua não paroxística com vesículas e crostas imediatamente após a dor distribuída no ramo V1 e, nos casos de herpes zoster sem vesículas, o diagnóstico diferencial complica-se; a odontalgia; a patologia orbitária; a arterite temporal com hipersensibilidade da artéria temporal superficial e os tumores intracranianos (5).

Devido aos erros de diagnóstico e ao subtratamento, é urgente melhorar os conhecimentos neurológicos, de modo a reconhecer atempadamente o quadro clínico da NT e a seguir corretamente as orientações específicas. Isto pode beneficiar os doentes cuja qualidade de vida é gravemente afetada (1). Do mesmo modo, continua a ser uma entidade patológica desconhecida, mesmo mal gerida por especialistas (25).

Por conseguinte, a orientação da doença é um fator importante, uma vez que os doentes evitam riscos desnecessários, como neurocirurgias inúteis e o atraso no tratamento da doença dolorosa subjacente (27). Uma vez que a maioria dos doentes apresenta um exame físico e neurológico normal, há falta de biomarcadores fiáveis para a doença (29); por conseguinte, é essencial investigar todos os aspectos da NT (história natural, quadro clínico, diagnóstico, tratamento e prognóstico) (2). Assim, os diagnósticos diferenciais incluem síndromes de dor odontogénica, bem como dor orofacial atípica; neste sentido, a literatura atual reconhece as dificuldades em diagnosticar corretamente a nevralgia do trigémeo, mas parece subestimar a sua extensão (3).

Por sua vez, os critérios de diagnóstico para a NT na Classificação Internacional de Cefaleias, Edição 3 (ICHD-3), sugerem: paroxismos recorrentes de dor facial unilateral na distribuição de uma ou mais divisões do nervo trigémeo, com duração de uma fração de segundo a dois minutos, severa e semelhante a choque elétrico, facada ou pontada e pode ser precipitada por estímulos inócuos tanto com como sem o dermátomo trigeminal afetado (4). Por outro lado, a Academia Americana de Neurologia (AAN) desenvolveu uma nova taxonomia com critérios de precisão diagnóstica, com um sistema de classificação para a dor neuropática, criado para ser aplicado nas decisões de diagnóstico e tratamento (19). Desta forma, perante situações de NT com caraterísticas clínicas atípicas, é essencial a realização de uma RMN craniana, fundamental para qualquer NT (5).

Além disso, as alterações morfológicas em todo o cérebro permitem o diagnóstico automático da NT com elevada especificidade (NT: 95,35%; controlos da doença: 46,51%). Em última análise, a NT está associada a um padrão distintivo de neuroimagem estrutural de todo o cérebro, sublinhando o valor da aprendizagem automática como abordagem para diferenciar fenótipos morfológicos, revelando, em última análise, o espetro completo desta doença e destacando biomarcadores de diagnóstico relevantes (12).

Podemos citar este artigo em que o diagnóstico final foi feito por um neurologista ou especialista em cefaleias em 85,3%, e o intervalo médio entre o início da doença e o diagnóstico por um especialista foi de 10,8 ± 21,2 meses. O "atraso no diagnóstico" foi de

7,2 ± 12,5 meses e foram detectados erros de diagnóstico na primeira consulta em 42,1% dos casos. Foram efectuadas investigações instrumentais e laboratoriais em 93,1% dos doentes antes do diagnóstico final de NT. Os erros de diagnóstico foram: problemas dentários 37,48%, incluindo odontalgia, abcesso periodontal, cáries, granulomas dentários; sinusite 14,3%; dor facial não especificada 9,1%; cefaleia não especificada 7,8%; enxaqueca 6,5%; cefaleia em salvas 5,2%; disfunção da articulação temporomandibular 3,9%; cefaleia de tensão glaucoma 1,3%, otite 1,3%; amigdalite 1,3% (1).

No domínio terapêutico, sobretudo para evitar que os dentistas e endodontistas efectuem tratamentos de canal sem fundamento (28) (5). Assim, outros investigadores concluem que não é raro os pacientes passarem de um especialista para outro, até mesmo para dentistas, e por vezes serem submetidos a tratamentos dentários desnecessários e ineficazes, como canais radiculares e extracções, contribuindo para o seu mal-estar diário (23).

Ilustrando a casuística, um paciente de 73 anos foi submetido a tratamento de canal nos dentes 22, 23, 25 e este último com apicectomia, além de canais radiculares nos dentes 24 e 26, quando o diagnóstico real era de NT tipo I (13). Da mesma forma, noutra investigação, foi avaliado se os pacientes foram submetidos a tratamento de canal para NT não diagnosticada; de 187 pacientes, 117 participaram. Cerca de 55,5% dos pacientes tinham odontalgia e 65,8% visitaram o dentista. Cerca de 41,8% dos pacientes foram submetidos a um procedimento dentário; 18,8% tiveram um agravamento da dor, enquanto 8,5% tiveram alguma melhoria parcial. Cerca de 19,6% também foram submetidos a tratamento de canal, enquanto 6,8% fizeram um bloqueio nervoso.

Nomeadamente, este outro relato de caso descreve a aplicação de auto-hemoterapia major, 3 sessões durante 14 dias antes da exodontia do 36º dente para facilitar a resolução da NT, sem qualquer sintomatologia no seguimento de 4 meses (20).

Um estudo salienta que a carbamazepina foi o medicamento mais prescrito, com uma dose média de 600 mg (RIQ: 400 - 1000 mg). Dois terços dos doentes referiram uma satisfação proeminente. A dose média (± DP) de carbamazepina utilizada para controlar a dor foi significativamente mais elevada entre os doentes com história de extração dentária em comparação com os doentes sem história de extração dentária. Um número estatisticamente significativo de pacientes com envolvimento de um único ramo relatou uma satisfação proeminente com o seu tratamento em comparação com aqueles com envolvimento de mais de um ramo (8). Bem, a fenitoína intravenosa é muito eficaz; no entanto, os indivíduos com TN típica melhoram inicialmente com carbamazepina, o que é raro na dor facial atípica (5). Em conclusão, uma revisão atual propõe os seguintes fármacos por ordem de escolha: carbamazepina, lamotrigina, baclofeno, gabapentina, pregabalina, toxina botulínica; finalmente, aguardar por um fármaco melhor tolerado (26).

Em última análise, é necessário que os dentistas e os doentes compreendam melhor a doença, para que o tratamento seja atempado e correto, sem recorrer à exodontia. Por esta razão, cabe aos neurocirurgiões/neurologistas divulgar conhecimentos sobre o diagnóstico correto e as modalidades de tratamento (10). Se não for tratada corretamente, pode levar a stress no trabalho, social, psicológico e até ao suicídio (17).

Em suma, pode ser dividida em primária, idiopática ou essencial e secundária ou sintomática (5).

Figura 2 *Inervação facial e intra-oral do nervo trigémeo (áreas brancas devido aos nervos cervicais, áreas cinzentas claras intrabucais na língua e na garganta devido aos nervos glossofaríngeos).*

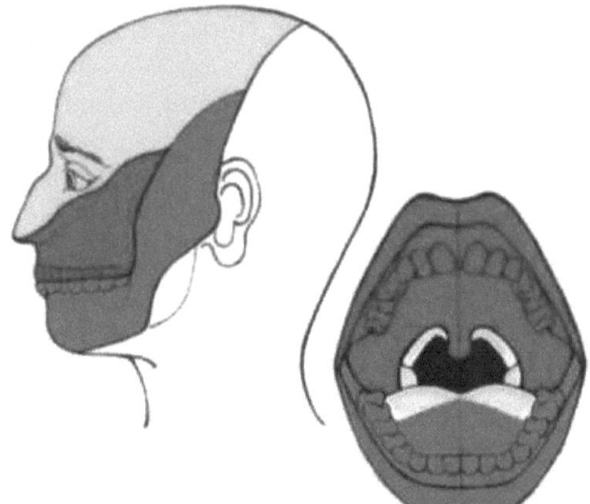

Nota: Adaptado de Alcantara e Montero (2017).

2.3.1.1Primárias ou clássicas. Estes são os mais comuns e não é possível saber qual é o estímulo que a provoca (5). Para a compressão vascular, é necessário demonstrar alterações morfológicas na raiz do nervo trigémeo (19). Num estudo clínico, 90,2% dos pacientes preencheram os critérios para NT clássica, além disso, 9,8% tinham NT sintomática (8).

2.3.1.2 Secundária ou sintomática. Existe uma causa subjacente, apresentando clinicamente parestesia e disestesia, onde a dor se torna uma condição secundária com sinais deficientes no exame neurológico. É muito frequente apresentar um quadro de nevralgia atípica e, no seu aparecimento, confunde-se por vezes com a nevralgia primária; as suas causas devem-se a lesões do ângulo pontocerebelar, danificando o tronco cerebral, diferentes doenças do cavum de Meckel, tumores da fossa média, metástases da base do crânio, adenomas hipofisários, etc. Outra lesão causadora de NT com caraterísticas muito semelhantes à lesão essencial é a esclerose múltipla, que apresenta uma nevralgia deste tipo (5). Outro estudo, por coincidência, destaca a doença neurológica subjacente ou tumor do ângulo pontocerebelar (19).

2.3.1.3 Idiopática ou essencial. É assim chamada porque é desconhecida (19); por conseguinte, o domínio e a informação sobre esta fisiopatologia ajudariam os estomatologistas. Numa outra perspetiva, os neurologistas e neurocirurgiões poderiam diferenciar a NT típica e atípica da dor odontogénica (28,5).

Além disso, não confundir a dor odontogénica com a dor não odontogénica (miofascial, neuropatia trigeminal, bem como dor neuropática trigeminal pós-traumática, dor neurovascular orofacial, doença cardíaca e dos seios paranasais) (21).

2.3.1.4Dor . Ocorre ao comer, escovar os dentes, etc.

Os sintomas da NT são determinados clinicamente por lesões nos ramos, cujos sintomas mais específicos são a presença de zonas de gatilho para o desenvolvimento de dor, em que a intensidade da síndrome de dor pode ser avaliada através da escala de depressão de Beck e da EVA (25).

O relato de um estudo sobre um caso de odontalgia atípica (OA) num homem de 38 anos que, após ter sido submetido a 28 restaurações de canal e 4 extracções com dor com origem na região pré-molar esquerda e irradiando para a região mandibular contralateral, pescoço, cabeça e ombros, foi encaminhado para o cirurgião maxilofacial com o diagnóstico de odontalgia atípica e tratado com fluoxetina e clonazepam. O artigo deixa claro que os dentistas devem considerar a "escala visual analógica (EVA)" quando confrontados com pulpite sem uma causa orgânica razoável e evitar procedimentos dentários desnecessários (11).

A nevralgia é gerada como consequência de um traumatismo ou variação de algumas estruturas aferentes do sistema nervoso periférico, segundo a "The international Association for the study of pain", é uma dor de intensidade variável, que percorre o trajeto do nervo ou da raiz nervosa, representando um tipo de algia periférica de estilo neuropático e geralmente unilateral (14). Outras investigações também destacam um início abrupto e espontâneo que dura de alguns segundos a dois minutos, com paroxismos desencadeados por estímulos mecânicos ou movimentos inofensivos, mas se, além disso, experimentam dor contínua adicional, então manifestam TN com dor contínua (19).

Para ilustrar, num estudo científico, a maioria dos participantes relatou tipos mistos de dor, como ardor, pontadas e choques eléctricos; foi identificada uma zona de desencadeamento bem definida num terço (36%) dos casos (8).

De acordo com o relatório de um estudo, 86% dos doentes consultaram um médico aquando das primeiras crises de dor. Os especialistas consultados antes do diagnóstico de NT foram: médicos de cuidados primários (PCP) 43,1%, dentistas 30,4%, otorrinolaringologistas 3,9%, neurocirurgiões 3,9%, neurologistas ou especialistas em cefaleias 14,7%, outros 8% (1). Num caso separado, 102 doentes vieram à clínica por dor facial, tendo 38 doentes sido encaminhados pela primeira vez para um neurologista, 1 doente para um neurocirurgião e 1 doente para um cirurgião oral para tratamento cirúrgico da suspeita de NT; e todos os 38 doentes tinham sido previamente examinados por um ou mais dentistas antes de consultarem o seu neurologista (27).

***Quadro 1** Diagnósticos diferenciais a considerar*

Afeção do nervo trigémeo	-Tumores -Placas de esclerose múltipla -Herpes Zoster
Síndrome da dor de deafferentação do trigémeo	**-Dor orofacial atípica, dor neuropática do trigémeo**
Doença dentária	**-Doença das articulações músculo-faciais** **-Doenças das articulações temporomandibular**
Doença vascular	**-Artrite temporal** **-Migranas**
Outros	**-Outros tipos de dor de cabeça** **-Dor referida nas órbitas e seios paranasais** **-Causas psicogénicas**

Nota: Adaptado de Lara (2021).

2.3.2 Etiologia mais comum

Foram estabelecidos os seguintes supostos factores etiológicos para o desenvolvimento da doença: maus hábitos 0,5%, ataque isquémico transitório (AIT) 5%, doença dentária 10%, stress grave 11%, doença do ouvido, nariz e garganta (ORL) 19%, constipações frequentes 26%, hipotermia frequente 26% (25). Por outro lado, doenças concomitantes em doentes com NT devido a doenças do sistema cardiovascular: diabetes 2%, obesidade 23%, doença da tiroide 1%, doença do trato gastrointestinal 4%, arteriosclerose 25%, isquémia cardíaca 14%, doença hipertónica 31% (25).

2.3.2.1 Factores predisponentes

Idade. Em particular, apresenta-se a faixa etária entre 50-90 anos (22); da mesma forma, outro estudo destaca que, apresenta-se acima dos 50 anos por volta dos 63 (5). Da mesma forma, outro estudo destaca que esta condição é maior em pacientes com mais de 50 anos de idade e especialmente naqueles diagnosticados com esclerose múltipla com uma incidência de 1 a 2%, afectando a capacidade de trabalho em 34% dos pacientes (18). Não se deve esquecer que esta patologia se apresenta como dor odontogénica, pelo que é urgente que os estomatologistas estejam atentos aos seus sintomas (13). Finalmente, por faixa etária, os pacientes de meia-idade e idosos sofrem mais frequentemente de NT com 66,7%, embora os pacientes de diferentes idades reajam de forma heterogénea à síndrome da dor (25). Outra investigação afirma que o quadro de dor surgiu em um paciente jovem; lembrando que a NT típica é frequente em pacientes com mais de 50 anos de idade (5).

Género. Em suma, é mais frequente no sexo feminino, uma vez que é o mais afetado (76,7%) (14, 17). Da mesma forma, um estudo concluiu que, segundo o género, 67% são mulheres e 33% homens (20). Outro estudo situa a predominância feminina em 64,8% (25); assim, um estudo recente indica que a maioria do público é do sexo feminino, com 50 anos ou mais (26). Pelo contrário, segundo alguns autores, é mais frequente nos homens (1,2:1) e para outros é mais frequente nas mulheres (5). Num relatório sobre odontalgia atípica (OA) de dor surda, crónica e constante; prevalente em mulheres entre os 53 e 62 anos de idade, com uma duração média de 24 meses; especialmente em pacientes deprimidos, ansiosos, com dor somática, insónia, obsessivo-compulsivo, distúrbios alimentares e de personalidade. Outro fator desencadeante pode ser após tratamentos dentários, endodontia, exodontia e próteses (11).

2.3.2.2 Factores etiológicos

COVID. A "síndrome neurológica pós-COVID" representa um desafio diagnóstico para o clínico neurológico devido às suas múltiplas manifestações: sintomas do sistema nervoso central e periférico, músculo-esqueléticos e neuropsiquiátricos, sem uma semiologia clássica, com cefaleias intensas e constantes, uso excessivo, insónia, ansiedade e depressão inexplicada em doentes sem história prévia (24).

Entende-se que o novo coronavírus SARS-CoV-2 é uma possível etiologia da NT secundária. No entanto, são necessários mais estudos para elucidar a neuropatologia desta infeção viral (16). Assim, por exemplo, numa investigação, uma doente, apesar de 4 semanas de tratamento, a dor persistiu e os seus ataques continuaram. Ao mesmo tempo, a doente foi consultada por causa de uma odontalgia. Embora a radiografia dentária fosse normal, foi-lhe administrada amoxicilina/ácido clavulânico (2x1 g por dia). Após a utilização da primeira dose de antibiótico, o doente desenvolveu angioedema e o seu estado geral piorou. Foi administrada metilprednisolona 80 mg por via intravenosa no serviço de urgência e a doente teve alta, porque na realidade tinha desenvolvido neurite trigeminal aguda após a vacina Pfizer-BioNTech contra o SARS-CoV-2 (9).

Genética. Os investigadores encontraram múltiplos alvos genéticos e moleculares envolvidos em possíveis fisiopatologias que estão relacionadas com o desenvolvimento da nevralgia do trigémeo. Foi demonstrado que a predisposição genética para a nevralgia do trigémeo pode envolver vários genes e/ou produtos a jusante, como os canais iónicos, pelo que a NT pode ser multicausal (6). Cerca de 1-2% dos casos de NT têm uma forma hereditária. Os estudos disponíveis em humanos propõem os seguintes genes como possíveis contribuintes para o desenvolvimento da NT: CACNA1A, CACNA1H, CACNA1F, KCNK1, TRAK1, SCN9A, SCN8A, SCN3A, SCN10A, SCN5A, NTRK1, GABRG1, gene MPZ, gene MAOA e SLC6A4. Assim, o papel dos factores genéticos na patogénese da TN é mais importante do que se supunha anteriormente (7). A incidência anual é de 4 casos por 100.000 habitantes e, para este investigador, raramente é genética (5); semelhante a um estudo espanhol, com uma incidência de 4 a 13 pessoas por 100.000 habitantes (26).

Tumor. Na NT, é comum o modo sintomático secundário a tumores da base do crânio, esclerose múltipla e anomalias vasculares compressivas. A etiologia deste tipo de dor neuropática permanece desconhecida, embora se pense que o mecanismo fisiopatológico seja a compressão do nervo trigémeo por vasos sanguíneos como as artérias cerebrais na zona de acesso da raiz da ponte (14). Nos casos em que a NT é o efeito de um tumor cerebral, apresenta caraterísticas atípicas de dor constante, com sinais deficientes no exame neurológico com perda de sensibilidade; por vezes, o exame é inicialmente normal em alguns doentes. Se, no exame de um doente não operado, for encontrado um défice neurológico, deve ser considerada uma causa estrutural da nevralgia, por exemplo, um tumor, esclerose múltipla, etc. (5). No entanto, o neurinoma do acústico é o mais comum. Por outro lado, os tumores da fossa posterior são as causas mais comuns de nevralgia que parecem ser típicas ou verdadeiras (5).

A associação de tumor cerebral e NT é inferior a 0,8%, particularmente como um tumor cerebral dentro da NT, onde a dor facial pode ocorrer contralateralmente à lesão tumoral, devido ao deslizamento causado pela massa no tronco cerebral (5).

Figura 3 *Nova abordagem sistemática da classificação e do diagnóstico da NT*

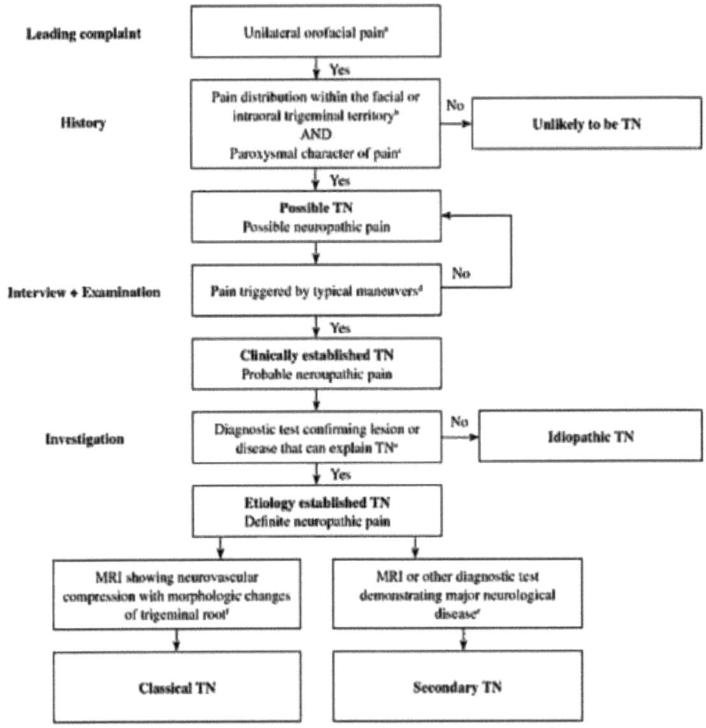

Leading complaint
Unilateral orofacial pain[a]
Yes
History
Pain distribution within the facial or intraoral trigeminal territory[b]
AND
Paroxysmal character of pain[c]
No
Unlikely to be TN
Yes
Possible TN
Possible neuropathic pain
Interview + Examination
Pain triggered by typical maneuvers[d]
No
Yes
Clinically established TN
Probable neuropathic pain
Investigation
Diagnostic test confirming lesion or disease that can explain TN[e]
No
Idiopathic TN
Yes
Etiology established TN
Definite neuropathic pain
MRI showing neurovascular compression with morphologic changes of trigeminal root[f]
MRI or other diagnostic test demonstrating major neurological disease[e]
Classical TN
Secondary TN

Nota: Adaptado de Alcantara e Montero (2017).

Desmielinização Investigações da desmielinização radicular do nervo, segundo Moses, Beaver e Kerr; manifesta-se por compressão vascular da região radicular posterior, com presença de mielina degenerativa irregular no trajeto do nervo trigémeo e por esta desmielinização segmentar, revelam-se transmissões não sinápticas, dando origem a gatilhos (26).

Biologicamente, é causada por anomalias específicas dos neurónios aferentes do trigémeo, quer na raiz do trigémeo, quer no gânglio do trigémeo, fazendo com que os axónios fiquem hiperexcitáveis com descargas de dor paroxística. Estas explosões pós-descarga podem ser desencadeadas por um estímulo externo e prolongadas para além da duração do estímulo; ou recrutar neurónios vizinhos, desencadeando uma ação eléctrica com dor paroxística por contacto estreito entre as fibras (14).

Etiologia desconhecida Geralmente devido à compressão de vasos sobre o nervo, mas há excepções em que esta condição não se desenvolve (26) ou, segundo Girija (pp. 23-29), a causa não é conhecida (30).

2.4 Glossário de termos

Nervo trigémeo, nevralgia do trigémeo, dor, etiologia, idade, sexo, COVID, genética, tumor, neurologia, neurocirurgia, medicina dentária.

CAPÍTULO 3

METODOLOGIA

3.1 Operacionalização das variáveis

Operacionalizado desta forma:

Variável X: Etiologia mais comum

Variável Y: Nevralgia do trigémeo

3.1.1 Variável X: A etiologia mais comum

Definição concetual. Reduções dos índices corticais no córtex cingulado anterior, medial e posterior, bem como do volume subcortical no putamen, tálamo, accumbens, pallidum e hipocampo (12).

Dimensões: São consideradas as seguintes:

Factores predisponentes:

- Idade
- Sexo
- Ano

Factores etiológicos:

- COVID
- Genética
- Causa do tumor
- Desmielinização
- Etiologia desconhecida

3.1.2 Variável Y: Nevralgia do trigémeo

Definição concetual. É uma condição dolorosa de gravidade particular ou dor neuropática (23).

Dimensões: São consideradas as seguintes:

Clássico

Secundário

Idiopático

Dor

3.1.3 Operacionalização das variáveis

A operacionalização é apresentada nos quadros seguintes: Perez (2019)

Quadro 2 *Operacionalização da variável X*

Variável Independente	Definição Conceptual	Definição Operacional	Dimensões	Indicadores	Balança de medição	Índice	Instrumento
Etiologia mais comum	A este respeito, Mo et al. (2021) encontraram reduções dos índices corticais no córtex cingulado anterior, medial e posterior, bem como reduções do volume subcortical no putamen, tálamo, accumbens, pallidum e hipocampo (12).	Variável mensurada por meio de prontuários coletados para este estudo nas áreas de neurologia, neurocirurgia e odontologia.	*Factores predisponentes* Idade Sexo *Ano* *Factores etiológicos* - COVID - Desmielinização - Etiologia desconhecida	*- 20-40* *- 41-60* *- 61-80* *- 81-99* *-Homem - Mulher 2019* *2020* *2021* *2022* *- Sim - Não - Não registado - Teste positivo - Teste negativo - Vacinado -Não vacinado* *- Sim -Não -Sem registo -Etnia branca -Etnia mestiça -Etnia indígena -Etnia afro-descendente* *Sim Não Não registo* *- Sim* *- Com RMN - Não - Sem RMN - Sem registo - NR RMN* *Sim Não Não registo*	*Ordinal* *Nominal* *Ordinal* *Nominal* *Nominal* *Nominal* *Nominal* *Nominal*	*Sempre 1* *Frequente 2* *Por vezes 3* *Nunca 4*	*-Observação quantitativa - Quadros de registo - Registos clínicos*

Genelica
Causa do tumor

Variável Dependente	Definição Conceptual	Definição Operacional	Dimensões	Indicadores	Escala de medição	Índice	Instrumento
Nevralgia do trigémeo	A este respeito, Bara et al. (2021), uma condição dolorosa de uma determinada gravidade de o dor neuropática (23).	Variável mensurada por meio de prontuários médicos coletados para este estudo nas áreas de neurologia, neurocirurgia e odontologia. Integração de conhecimentos	Clássico Secundário Idiopático Não registado (19) Dor (25, 19)	- Alterações morfológicas da raiz do nervo trigémeo devido à compressão vascular. -Para doença neurológica subjacente identificável (tumor do ângulo portocerebelar, esclerose múltipla). - De etiologia desconhecida. - *Escala visual analógica (EVA).* Uma linha horizontal de 10 centímetros, nas extremidades da qual se encontram os expressões opostas da dor. À esquerda está a ausência ou menor intensida	Nominal Ordinal Nominal	Sempre 1 Frequente 2 Por vezes 3 Nunca 4 Sem dor/NR (0) Dor ligeira (1-3) Dor moderada (4-6) Dor severa (7-10) Grimaces (sim/não/NR) Dilatação pupilar (sim/não/NR) Encaminhado para Lima (sim/não/NR) Frequência (diária/semanal/NR)	- Observação quantitativa -Mesas de registo - Histórias de casos clínicos

	de e à direita a maior intensidade (11). - *Deficientes mentais,* através de gestos e/ou linguagem corporal y outros critérios		
	-*Teste da dor* Alcántara e González (19).	Ordinal Nominal	-Ramos afectados: *V1, V2,V3, V1/V2, V2/V3, V1/V2/V3, V1/V2/V3, V1/V2/V3, NR* -Lado afetado: direito/esquerdo/direito/esquerdo/direito/esquerdo/esquerdo/direito /esquerdo/esquerdo/esquerdo/esquerdo Ambos, NR -Início da dor: Ligeira/Moderada/Moderada/ *Brusco, NR* Duração: 1 *segundo a 2* minutos/ -Duração: 1 *segundo a 2 minutos* Mais de 2 minutos, NR -Tipo de dor: *provocada/ Espontâneo/ NR* Estímulo provocado: Nenhum/ *Mecanicamente seguro/ Movimentos/ NR* -Dor entre paroxismos: (Sim)/ *(Não)/ (Não) (NR)* -Dor adicional contínua: (Sim)/*(Não)/ (NR)*

Teste de dor Alcantara y Gonzalez (19).

3.2 Tipo e conceção da investigação

Tipo de investigação

É não-experimental, qualitativo, quantitativo, retrospetivo e transversal.

Desenho do estudo:

Corresponde à investigação correlacional descritiva. Ballester (2004) afirma que "está orientada para determinar o grau de relação existente entre duas ou mais variáveis de interesse na mesma amostra de sujeitos ou o grau de relação entre dois fenómenos ou acontecimentos observados" (p.79). Leva-nos a compreender o grau de dependência entre elas, onde o que acontece numa variável desencadeia mudanças na(s) outra(s)", continuam (31).

As suas linhas gerais são:

Figura 4 *Esquema da conceção da investigação*

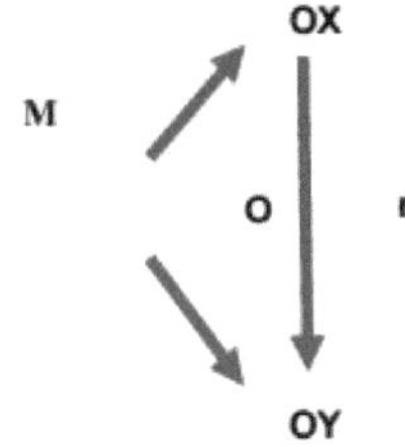

Desta forma:
M= Amostra do estudo
Sub-índices OX= (etiologia mais comum) e OY (nevralgia do trigémeo).
O= controlos por variável r= rácios variáveis estabelecidos.
Existe o método descritivo, neste sentido, Perez (2019) "consiste em especificar, analisar e interpretar sistematicamente um conjunto de factos relacionados com outras variáveis tal como ocorrem no presente" (p.79) (15). De facto, Gallardo (1999) e Ballester (2004), preocupam-se em fornecer explicações sobre a natureza em estudo, logo, não há alteração nas variáveis analisadas (32,31).

3.3 População e amostra

3.3.1. População

A população, 255 registros clínicos contendo um diagnóstico de neuralgia do trigêmeo nas áreas de Neurologia, Neurocirurgia e Odontologia do Hospital Adolfo Guevara Velasco de 2019 a agosto de 2022.

3.3.2. Amostra

Foi obtido de forma não probabilística, constituído por 127 prontuários clínicos que atenderam aos critérios de inclusão com diagnóstico de neuralgia do trigêmeo das áreas de Neurologia, Neurocirurgia e Odontologia do Hospital Nacional Adolfo Guevara Velasco no intervalo de janeiro de 2019 a agosto de 2022; o instrumento e unidade de análise a ser utilizado, os dados informatizados da história clínica e o método foi a observação indireta.

3.4 Instrumentos de recolha de dados

Concebidos através de um quadro de registos para avaliar as variáveis em estudo: Os instrumentos caraterizar-se-ão por serem formais e estruturados.

Variável X:

-Observação quantitativa
-Mesas de registo
-Dados informatizados dos registos médicos

Variável Y:

-Observação quantitativa
-Mesas de registo
- Dados informatizados dos registos médicos

3.4.1 Critérios de seleção

Critérios de inclusão:

Os seguintes critérios serão considerados para inclusão (14):

- Dados informatizados das histórias clínicas dos serviços de Neurologia, Neurocirurgia e Odontologia que indicam como diagnóstico a nevralgia do trigémeo e que foram diagnosticadas por médicos destas disciplinas no Hospital Nacional Adolfo Guevara Velasco.

- Dados informatizados de registos médicos com diagnósticos que remontam a janeiro de 2019 a agosto de 2022 no Hospital Nacional Adolfo Guevara Velasco.
- Doentes com mais de 20 anos

Critérios de exclusão:

Os seguintes aspectos devem ser tidos em consideração para a sua exclusão (15):

- Dados informáticos de registos médicos para os quais o diagnóstico de nevralgia do trigémeo não é definitivo.
- Dados informatizados de registos médicos cujo diagnóstico não especifica a idade, o sexo, a zona facial afetada e o membro lesionado.
- Dados informatizados de registos clínicos com diagnósticos após agosto de 2022 no Hospital Nacional Adolfo Guevara Velasco.

3.4.2 Conceção ou procedimento

Administrativo

Através do envio de um pedido ao diretor do Hospital Nacional Adolfo Guevara Velasco, Dr. Julio Cesar Espinoza Latorre, para obter a participação das áreas de Neurologia, Neurocirurgia e Medicina Dentária na recolha de informações baseadas em dados físicos ou informáticos.

Aconteceu por fases:

Primeira fase; Processo em mesa de partes para obter o consentimento para ver se a investigação é viável, preenchimento de todos os anexos correspondentes com o processamento do protocolo de investigação, finalmente, uma vez que o projeto de investigação foi apresentado para aprovação pelo chefe do gabinete de formação e ensino EsSalud, a resolução-autorização correspondente foi obtida para desenvolver esta investigação.

Segunda fase; com base em pesquisas similares da NT, encontradas em motores de busca no Pub Med, SciELO e Google académico, revistas indexadas nacionais e internacionais, tanto em inglês como em espanhol; foi realizada uma ficha de recolha de dados, devidamente revista e avaliada por especialistas na área da nevralgia do trigémeo em que foi incluída:

Para a variável X "Etiologia mais comum", foram consideradas as seguintes dimensões: Factores predisponentes; (idade, sexo e ano) e factores etiológicos: (COVID, genética, tumor, desmielinização e etiologia desconhecida). As categorias foram: Sim, Não e Sem Registo. Para a variável Y "Neuralgia do trigémeo", foram consideradas as seguintes dimensões: Clássica, secundária, idiopática; em cuja categoria foi acrescentado o Não Registo (19). Quanto às escalas de dor; a *escala visual analógica (EVA)* sem dor ou NR (0), ligeira (1-3), moderada (4-6), intensa (7-10) (11); *escala para deficientes mentais* e outros critérios: Grimace (sim/não/NR), dilatação pupilar (sim/não/NR), referida a Lima (sim/não/NR), frequência da dor (diária/semanal/NR); para concluir, *o teste de dor de Alcântara e Gonzalez:* Ramos afectados: (V1), (V2), (V3), (V1/V2), (V2/V3), (V1/V2/V3) e NR; lado afetado: Direito/ Esquerdo/ Ambos/NR; início da dor: Ligeiro/ Moderado/ Abrupto/NR, duração: 1Segundo a 2 minutos/ Maior que 2 minutos/ NR; tipo de dor: Provocada/ Espontânea/NR; estímulo provocado: Nenhum/ Mecânica inócua/

Movimentos/NR; dor entre paroxismos: (Sim)/ (Não)/ NR e dor contínua adicional: (Sim)/ (Não)/ NR (25, 19, 18). Posteriormente, foram selecionados os dados médicos que cumpriam os critérios de inclusão e foi explicado a cada responsável de área envolvido no estudo o objetivo da recolha de dados nas diferentes especialidades.

Terceira fase; foi desenvolvido o teste piloto, em videoconferência com a aplicação ZOOM, juntamente com o neurologista envolvido nesta investigação Dr. Oscar Francisco Gonzales Gamarra, juntamente com a minha colega Dra. Iriana Pena Manrique e o especialista em endodontia CD. Nicolas León Pérez, para evitar qualquer tipo de parcialidade; finalmente, um filtro com o Dr. Victor Edwin Ore Montalvo. Finalmente, os resultados do teste e as folhas de recolha de dados foram avaliados por um examinador neurologista envolvido na investigação.

Quarta fase ou teste definitivo; tendo obtido a respectiva autorização das autoridades da EsSalud, na data, local e hora acordados, juntamente com os dados com diagnósticos G50.0 de Neuralgia do Trigémeo do Hospital Adolfo Guevara Velasco, fornecidos numa USB, pelo estatístico Jaime Yanez Garcia, da área de Estatística do Gabinete de Planeamento, procedemos à recolha dos dados num computador portátil Mac Book Pro de 14 polegadas, utilizando o programa Microsoft Excel 2022. Na primeira visita, correspondente a 5 dias úteis, com a autorização do chefe da Unidade de Neurologia, Dr. Victor Edwin Ore Montalvo, foram pesquisados em computador os dados de 255 histórias clínicas de todos os casos de pacientes diagnosticados com nevralgia do trigémeo (NT); toda esta casuística gerida de janeiro de 2019 a agosto de 2022. Já para a segunda visita, correspondente a mais cinco dias úteis, foram realizadas as mesmas avaliações, incluindo dados das histórias clínicas em pacientes com tratamento cirúrgico para TN; na última visita, também correspondente a mais cinco dias úteis, com autorização do chefe responsável pela Odontologia o C.D. Vidal Pedro Soto Santacruz, foram revistas as datas de todas as histórias clínicas dos pacientes diagnosticados com nevralgia do trigémeo, especialmente as datas com tratamento de canal maciço, exodontias múltiplas, casos de uma mesma peça dentária que tinha sido submetida a tratamento de canal, exodontias em datas muito próximas e aqueles tratamentos protéticos dentários que foram desencadeadores de NT. Para coletar as informações de forma ordenada e sem vieses, foi utilizado o programa Excel, configurando as informações contidas nos instrumentos; Para a variável X etiologia mais frequente com a dimensão (factores predisponentes) idade, sexo, ano de admissão do paciente no EsSalud Cusco e para efeitos pragmáticos "documento de identidade nacional e número de historial médico" e na dimensão (factores etiológicos) COVID, teste +, teste-, vacinado contra a COVID, não vacinado contra a COVID, genética ou história familiar étnica, causa do tumor, desmielinização e etiologia desconhecida. Para a variável TN: Tipos de TN e as escalas de dor: escala visual analógica VAS; escala para deficientes mentais e outros critérios "careta, dilatação pupilar, frequência da dor, referida a Lima"; e teste de dor de Alcântara e Gonzales "ramo afetado, lado afetado, início da dor, duração, tipo de dor, estímulo provocado, dor entre paroxismos e dor contínua adicional". De tal forma que toda a informação seja útil, prática e fácil de processar para fins estatísticos (15).

A quinta fase, a avaliação dos resultados, foi atribuída a um único avaliador, utilizando critérios devidamente calibrados. Os dados numéricos da recolha de dados foram introduzidos numa tabela de dados, adicionando colunas e interpretando as pontuações da casuística encontrada; a interpretação foi feita através da determinação de intervalos, onde os pontos de corte foram estabelecidos pelo investigador e o padrão de ouro do estudo. A distribuição e a análise da capacidade de tomar informações foram realizadas graças ao controlo ótico em tabelas de distribuição de frequências, bem como às figuras. Gonzales et al. (2007), a relação da pontuação com base na patogénese da NT foi realizada graças ao coeficiente de correlação parcial de Pearson e, finalmente, a correlação foi interpretada de acordo com os valores sugeridos pelo Kappa de Cohen (31).

- Caraterísticas técnicas dos instrumentos e materiais; os instrumentos de recolha de dados eram formais e estruturados, de natureza informativa e instrutiva, no sentido de dados mais objectivos e verdadeiros (33).
- A calibração dos inspectores e do examinador principal que avaliaram os diferentes dados médicos e dentários da nevralgia do trigémeo teve lugar no início do estudo com discussões sobre o julgamento das diferentes géneses possíveis da nevralgia do 5º nervo craniano, tendo como referentes os neurologistas Dr. Gonzales e Dr. Ore. O coeficiente de correlação intraclasse foi utilizado para determinar a fiabilidade no decurso da medição (33, 32).
- Métodos utilizados e decisões tomadas para a análise da informação; os resultados obtidos foram registados em ficheiros próprios para o efeito, tendo sido analisados com recurso ao programa IBM SPSS, versão 20. Foram analisadas as variáveis etiologia e nevralgia do trigémeo mais frequentes, com as respectivas dimensões, e os resultados foram expressos em percentagem (33, 15).

3.4.3 Fiabilidade dos instrumentos

Os princípios básicos da investigação foram cumpridos através de um documento de licença para rever os dados informatizados das histórias clínicas do Hospital Nacional Adolfo Guevara Velasco EsSalud- Cusco, nos anos de 2019 a agosto de 2022; Além disso, a avaliação ética desses prontuários foi desenvolvida a fim de coletar as informações e dados necessários e, assim, atender aos objetivos relevantes, mantendo a confidencialidade e o anonimato dos dados e informações coletados e com base em estudos semelhantes, encontrados nos mecanismos de busca tanto no Pub Med, SciELO e Google acadêmico (14), de periódicos indexados nacionais e internacionais, tanto em inglês quanto em espanhol. Os especialistas que validaram o teste foram especialistas em neurologia e odontologia (33). De outro ângulo, para quantificar o grau de confiabilidade do instrumento a ser calibrado, tanto para a variável (X): etiologia mais comum, quanto para a variável (Y) neuralgia do trigêmeo, foi utilizado o teste alfa de Cronbach, cujo valor foi uma alta confiabilidade de .739 (15,33):

Quadro 4 *Estatísticas de fiabilidade*

Estatísticas de fiabilidade		
Alfa de Cronbach	Alfa de Cronbach baseado em itens normalizados	N de elementos
.739	.773	13

***Quadro 5**: Elementos de ligação*

Estatísticas dos elementos			
Média Desv.	Desv.		
VAR00001	1.09	.378	127

VAR00002	1.06	.302	127
VAR00003	1.03	.250	127
VAR00004	1.02	.125	127
VAR00005	1.31	.675	127
VAR00006	1.38	.745	127
VAR00007	1.93	.669	127
VAR00008	1.08	.390	127
VAR00009	1.08	.390	127
VAR00010	1.44	.626	127
VAR00011	2.56	.832	127
VAR00012	1.83	.949	127
VAR00013	2.17	.952	127

***Quadro 6** Matriz de correlação entre elementos*

Matriz de correlações entre elementos

	VAR1	VAR2	VAR3	VAR4	VAR5	VAR6	VAR7	VAR8	VAR9	VAR10	VAR11	VAR12	VAR13
VAR1	1.000	.716	.306	.306	.017	-.061	.119	.061	.061	.039	-.029	.040	.024
VAR2	.716	1.000	.604	.604	.135	-.036	.219	.092	.092	-.022	-.015	.009	.127
VAR3	.306	.604	1.000	1.000	.223	.106	.203	.300	.300	.113	.067	.089	.110
VAR4	.306	.604	1.000	1.000	.223	.106	.203	.300	.300	.113	.067	.089	.110
VAR5	.017	.135	.223	.223	1.000	.124	.261	.026	.026	.176	.193	.206	.285
VAR6	-.061	-.036	.106	.106	.124	1.000	.166	.006	.006	-.037	.194	.067	.052
VAR7	.119	.219	.203	.203	.261	.166	1.000	.143	.143	.379	.428	.506	.605
VAR8	.061	.092	.300	.300	.026	.006	.143	1.000	1.000	.247	.010	.164	.134
VAR9	.061	.092	.300	.300	.026	.006	.143	1.000	1.000	.247	.010	.164	.134
VAR10	.039	-.022	.113	.113	.176	-.037	.379	.247	.247	1.000	.224	.525	.470
VAR11	-.029	-.015	.067	.067	.193	.194	.428	.010	.010	.224	1.000	.329	.478
VAR12	.040	.009	.089	.089	.206	.067	.506	.164	.164	.525	.329	1.000	.656
VAR13	.024	.127	.110	.110	.285	.052	.605	.134	.134	.470	.478	.656	1.000

***Quadro 7** Estatísticas do total de elementos*

Estatísticas do total de elementos

	Média da escala se o elemento tiver sido removido	Desvio de escala se o elemento tiver sido suprimido	Correlação total de elementos corrigido	Correlação múltipla ao quadrado	Alfa de Cronbach se o item tiver sido removido
VAR00001	17.90	15.108	.125		..743
VAR00002	17.92	14.994	.228		..736
VAR00003	17.95	14.887	.347		..732
VAR00004	17.97	15.237	.375		..736
VAR00005	17.67	13.604	.313		..729
VAR00006	17.61	14.383	.121		..756
VAR00007	17.06	12.164	.645		..686
VAR00008	17.91	14.594	.292		..731
VAR00009	17.91	14.594	.292		..731
VAR00010	17.54	13.075	.476		..709
VAR00011	16.43	12.453	.421		..717
VAR00012	17.15	11.049	.581		..690

VAR00013	16.81	10.631	.658	..674

3.4.4 Aspectos éticos

Consentimento informado

Como indicado no Anexo 4.

Confidencialidade dos dados

As estratégias para gerir a confidencialidade dos dados identificáveis, os controlos de armazenamento, a manipulação e a partilha de dados pessoais nesta proposta de investigação seguiram os seguintes requisitos: Os dados necessários foram recolhidos, sem utilização de informação pessoal identificável, e retirados imediatamente após a recolha dos dados. Por outro lado, não houve fuga de dados pessoais não encriptados por qualquer motivo. Além disso, não foram conservados quaisquer documentos de recolha originais, neste caso informatizados, depois de terem sido validados e transferidos para um pacote de análise.

3.5 Validação dos instrumentos

Os peritos que validaram o teste eram especialistas envolvidos na nevralgia do trigémeo (neurologistas, neurocirurgiões e dentistas).

Quadro 8 *Validação por peritos*

N.°	PERITOS	VARIÁVEL X	VARIÁVEL Y
1	Dr. Ore	100%	
2	C.D. Soto	100%	
3	Dr. Gonzales		100%
Total		100%	100%

De acordo com a opinião dos peritos, foi alcançado um valor para X= 100% e Y= 100%, o que demonstra a elevada aplicabilidade da amostra em estudo.

3.6 Orçamento de execução

Não houve qualquer financiamento ou patrocínio externo para esta investigação.

CAPÍTULO 4

RESULTADOS E DISCUSSÃO

4.1 Análise, interpretação e discussão dos resultados *4.1.1 Estatística descritiva.*

Para identificar a etiologia mais comum da neuralgia do trigêmeo em pacientes tratados no EsSalud Cusco de janeiro de 2019 a agosto de 2022, 255 pacientes foram revisados, tomando como amostra 127 prontuários médicos dos serviços de Neurologia, Neurocirurgia e Odontologia que indicaram neuralgia do trigêmeo como diagnóstico entre janeiro de 2019 e agosto de 2022 e no Hospital Nacional Adolfo Guevara Velasco.

4.1.1.1 Resultados para a variável A etiologia mais comum

- Dimensão Factores predisponentes

i. **Idade**

Quadro 9 *Tabela de frequências por idade*

	Frequência	Percentagem	Percentagem válida	Percentagem acumulada
20 a 40 anos	16	12,6	12,6	12,6
41 a 60 anos	53	41,7	41,7	54,3
Válido				
61 a 80 anos	53	41,7	41,7	96,1
81 a 95 anos		53,9	3,9	100,0
Total	127	100,0	100,0	

Figura 5 Idade

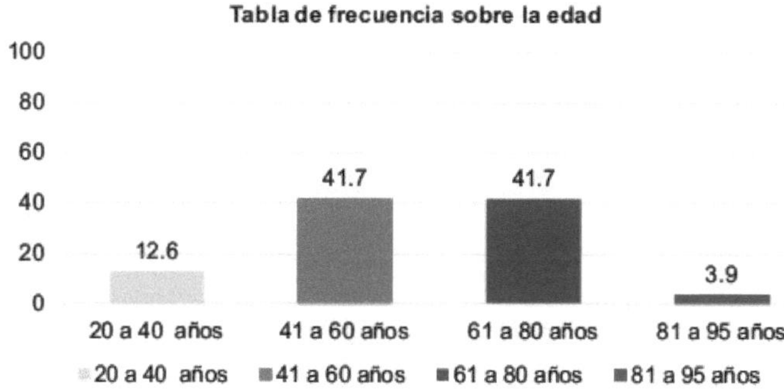

Fonte: SPSS Vs26

Interpretação e análise: A tabela 1 mostra a distribuição da população segundo a idade; esta é constituída por 16 pessoas entre os 20 e os 40 anos, o que equivale a 12,6%, 53 pessoas entre os 41 e os 60 anos, representando 41,7%, 53 pessoas entre os 61 e os 80 anos com os mesmos 41,7%, e 5 pessoas entre os 61 e os 80 anos com os mesmos 41,7%.Da mesma forma, 53 pessoas tinham entre 41 e 60 anos (41,7%), 53 pessoas tinham entre 61 e 80 anos (41,7%) e 5 pessoas tinham entre 81 e 95 anos (3,9%) dos pacientes que apresentaram Neuralgia do Trigêmeo, o que está de acordo com a literatura.

ii. **Sexo**

Quadro 10 *Tabela de frequências por sexo*

	Frequência	Percentagem	Percentagem válida	Percentagem acumulada
Feminino	100	79,5	79,5	79,5
Válido				
Masculino		2720,5	20,6	100,0
Total	127	100,0		

Figura 6 *Género*

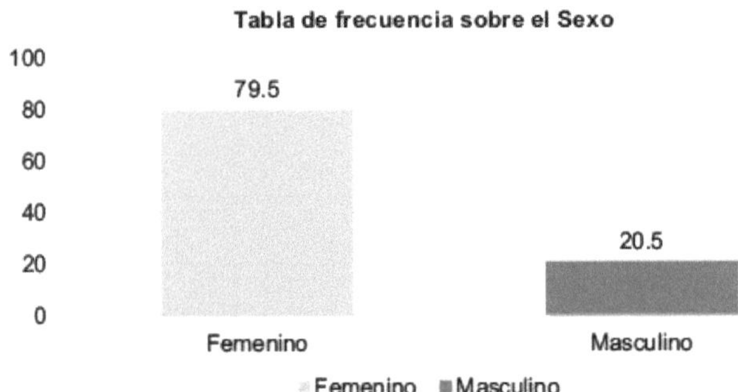

Fonte: SPSS Vs26

Interpretação e análise: A tabela 2 e a figura 2 mostram a distribuição da população de acordo com o sexo; a tendência indica que 100 pessoas (79,5%) são mulheres e 27 pessoas (20,5%) são homens que apresentaram Neuralgia do Trigêmeo, consistente com os dados da população peruana de acordo com o sexo do INEI em 2020, indicando uma proporção de 99 homens para cada 100 mulheres.

iii. Ano de admissão do doente no EsSalud-Cusco

Quadro 11 *Tabela de frequências sobre o ano de admissão do paciente no EsSalud - Cusco*

	Frequência	Percentagem	Percentagem válida	Percentagem acumulada
2019	8	6,3	6,3	6,3
2020	56	44,1	44,1	50,4
Válido2021	45	35,4	35,4	85,8
2022	18	14,2	14,2	100,0
Total	127	100,0	100,0	

***Figura** 7 Ano de admissão do doente no EsSalud-Cusco*

Tabela de frequências sobre o Ano de admissão do doente no EsSalud-Cusco

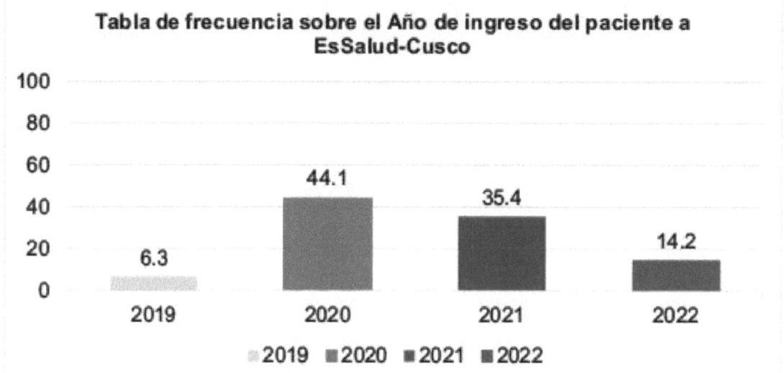

Fonte: SPSS Vs26

Interpretação e análise: Tabela 3, figura 3 mostra a distribuição da população de acordo com o ano de admissão do paciente no EsSalud-Cusco; a maior tendência é observada em 2020, onde 56 pessoas, representando 44,1% dos casos apresentaram Neuralgia do Trigêmeo, em 2019, apenas 8 pessoas, o que representa 6,3% dos casos, em 2021, 45 pessoas, representando 35,4% dos casos, e em 2022, 18 pessoas, representando 14,2% dos casos.3% dos casos, no ano de 2021, 45 pessoas, representando 35,4% dos casos e para o ano de 2022, 18 pessoas, representando 14,2% dos pacientes, apresentaram Neuralgia do Trigêmeo; previsivelmente devido ao medo do COVID-19.

- Dimensão Factores Etiológicos

1. **Factores etiológicos "COVID-19".**

a. **Teste positivo**

Tabela 12 *Tabela de frequências sobre os factores etiológicos da CO VID de acordo com Teste positivo*

	Frequência	Percentagem	Percentagem válida	Percentagem acumulada
Não Registar	120	94,5	94,5	94,5
VálidoSe	4	3,1	3,1	97,6
Não	3	2,4	2,4	100,0
Total	127	100,0100,0		

Figura 8 *Teste de COVID positivo*

Tabela de frequências sobre os factores etiológicos da Covid por teste positivo

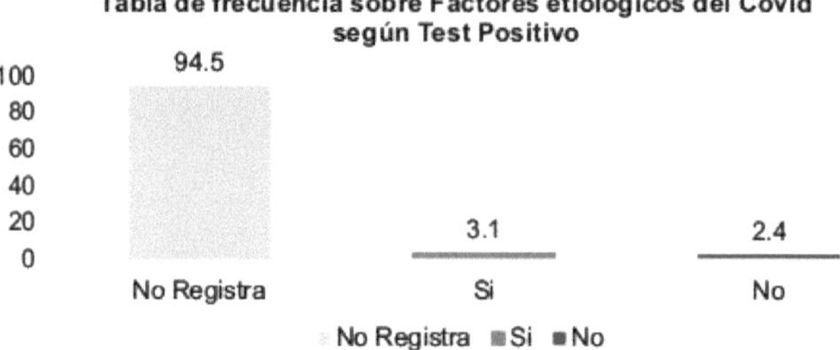

Fonte: SPSS Vs26

Interpretação e análise: Tabela 4 A Figura 4 mostra a distribuição da população de acordo com a COVID-19 em relação ao teste positivo; a principal tendência é que 94,5% dos casos não são registados nos dados informatizados.

Nas clínicas hospitalares, 3,1% apresentaram um teste positivo e 2,4% dos casos não estabeleceram um diagnóstico positivo de COVID-19.

b. Teste negativo

Quadro 13 *Tabela de frequências sobre os factores etiológicos da CO VID de acordo com*

Teste negativo

		Frequência	Percentagem	Percentagem válida	Percentagem acumulada
Válido	Sem registo	121	95,3	95,3	95,3
	Sim	2	1,6	1,6	96,9
	Não	4	3,1	3,1	100,0
	Total	127	100,0	100,0	

Figura 9 *Teste COVID Negativo*

Tabela de frequências sobre os factores etiológicos da Covid de acordo com o teste negativo

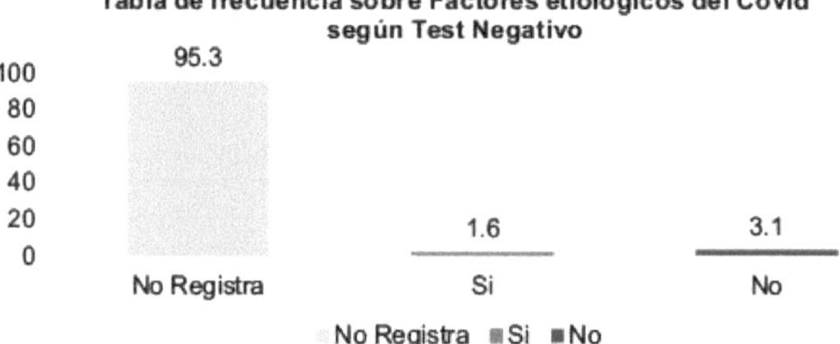

Fonte: SPSS Vs26

Interpretação e análise: Tabela 5 A Figura 5 mostra a distribuição da população de acordo com a COVID em relação ao Teste Negativo; a maior tendência é observada em 95,3% dos casos, nos quais não é encontrado nenhum registo, a maior tendência é observada em 95,3% dos casos, e a menor tendência é observada em 95,3% dos casos, nos quais não é encontrado nenhum registo.

1,6% apresentaram um teste negativo e 3,1% dos casos não determinaram um teste negativo para o diagnóstico da COVID-19.

c. Vacinados

Quadro 14 *Tabela de frequências sobre os factores etiológicos da COVID, consoante a vacinação*

	Frequência		Percentagem	Percentagem válida	Percentagem acumulada
Válido	Sem registo	125	98,4	98,4	98,4
	Sim		21,6	1,6	100,0
	Total	127	100,0	100,0	

Figura 10 *Vacinados contra a COVID*

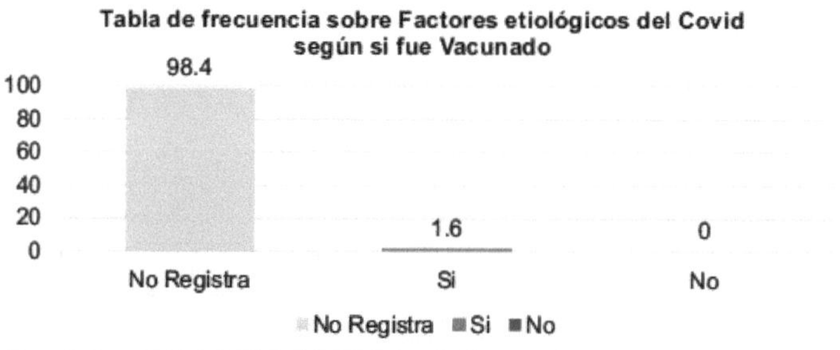

Fonte: SPSS Vs26

[a]**Interpretação e análise:** Tabela 6 A Figura 6 mostra a distribuição da população de acordo com o COVID em relação ao recebimento da vacina; a principal tendência é que 98,4% dos casos não são registrados, 1,6% mostram vacinação em relação ao diagnóstico COVID-19; destes, uma paciente de 51 anos de idade, de etnia indígena, vacinada com a 4 dose, declarou que foi diagnosticada com TN secundária pós-vacinação.

d. Não vacinado

Tabela 15 *Tabela de frequências sobre os factores etiológicos do COVID não vacinado*

	Frequência		Percentagem	Percentagem válida	Percentagem acumulada
Válido	Sem registo	125	98,4	98,4	98,4
	Não		21,6	1,6	100,0
	Total	127	100,0	100,0	

Figura 11 *COVID Não vacinado*

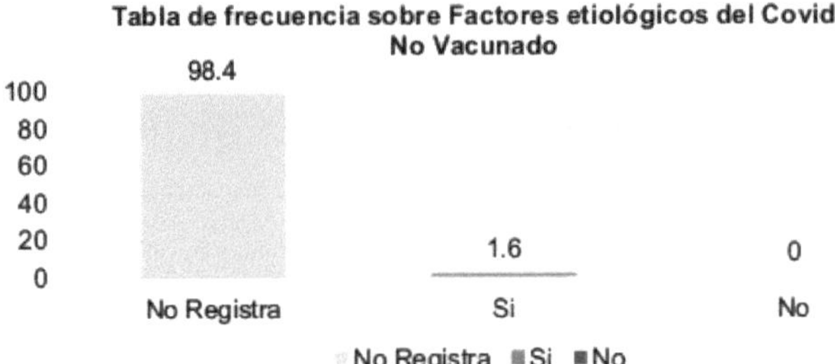

Fonte: SPSS Vs26

Interpretação e análise: Tabela 6 A Figura 6 mostra a distribuição da população de acordo com a COVID em relação aos factores etiológicos da COVID em pessoas não vacinadas; a principal tendência é que 98,4% dos casos não estão registados, 1,6% mostram que não estão vacinados em relação ao diagnóstico da COVID-19.

i. Factores etiológicos "Genética ou etnia familiar".

Quadro 16 *Tabela de frequências sobre antecedentes familiares genético-étnicos*

	Frequência	Percentagem	Percentagem válida	Percentagem acumulada
Etnia branca	0	0	0	0
Etnia afro-descendente	0	0	0	0
Etnia mestiça	93	73,2	73,2	73,2
Válido Etnia indígena	34	26,8	26,8	100,0
Total	127	100,0	100,0	

Figura 12 *Historial familiar genético ou étnico*

Frequência de antecedentes familiares étnicos

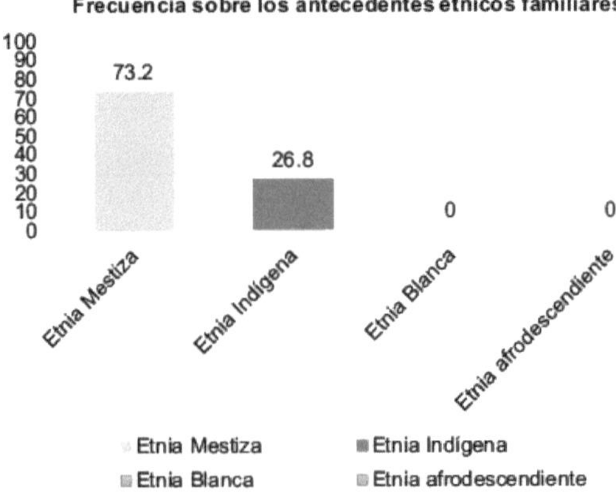

Etnia de origem africana

Fonte: SPSS Vs26

Interpretação e análise: A tabela 8, figura 8, mostra a distribuição dos antecedentes genético-étnicos familiares; dos 100% dos casos estudados, 93 pessoas (73,2% dos casos estudados) são de etnia mestiça, enquanto 34 pessoas (26,8%) são de etnia indígena.

ii. **Factores etiológicos "Causa do tumor".**

***Tabela** 17 Tabela de frequências para os factores etiológicos se estiverem presentes Causa Tumor*

		Frequência	Percentagem	Percentagem válida	Percentagem acumulada
Válido	Sem registo	102	80,3	80,3	80,3
	Sim	10	7,9	7,9	88,2
	Não	15	11,8	11,8	100,0
	Total	127	100,0	100,0	

***Figura** 13 Causa do tumor*

Tabela de frequências sobre factores etiológicos, se presentes Tumor Causa

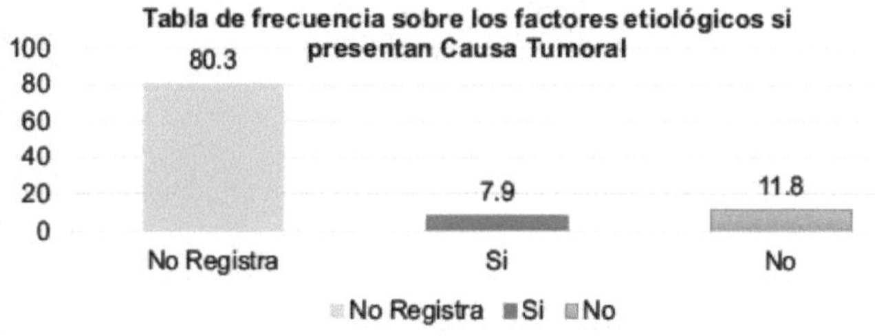

Fonte: SPSS Vs26

Interpretação e análise: A tabela 8, figura 8 mostra a distribuição dos factores etiológicos se tiverem uma causa tumoral; dos 100% dos casos estudados, a maior tendência é observada em 102 pessoas, compreendendo 80,3% dos casos estudados, não há casos de tumores, e 10 pessoas, representando 7,9%, têm tumores e 15 pessoas, representando 11,8%, não têm tumores.9% apresentam um caso de tumor e 15 pessoas representando 11,8% não apresentam um caso de tumor; esta casuística como génese de nevralgia do trigémeo, com tratamento cirúrgico e diagnosticada através de ressonância magnética nuclear RMN.

iii. **Factores etiológicos "desmielinização".**

***Tabela** 18 Tabela de frequências sobre factores etiológicos Desmielinização*

	Frequência	Percentagem	Percentagem válida	Percentagem acumulada
Não registos	114	89,8	89,8	89,8
VálidoSe	6	4,7	4,7	94,5
Não	7	5,5	5,5	100,0
Total	127	100,0	100,0	

Fonte: SPSS Vs26

***Figura** 14 Desmielinização*

Tabela de frequência dos factores etiológicos Desmielinização

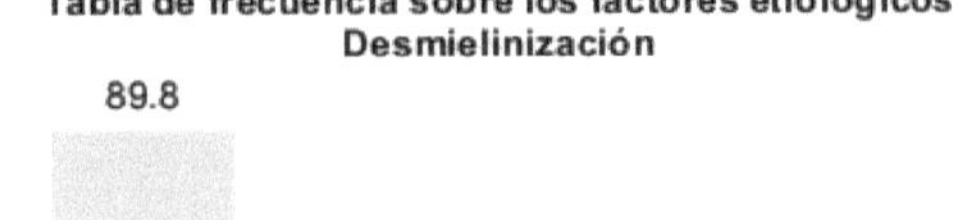

Fonte: SPSS Vs26

Interpretação e análise: Tabela 9 A Figura 9 mostra a distribuição dos factores etiológicos em relação à desmielinização; dos 100% dos casos estudados, há uma maior tendência em 114 pessoas representando 89,8% dos casos estudados, que não registam factores etiológicos de desmielinização nos seus registos clínicos, também 7 pessoas representando 5,5% não apresentam desmielinização e 6 pessoas representando 4,7% apresentam desmielinização. Os 6 doentes com diagnóstico definitivo de desmielinização estão incluídos nos 18 relatórios em que se recorreu à Ressonância Magnética (RM); este aparelho teve problemas técnicos e não pode funcionar desde 2020, conforme relatado no Hospital Adolfo Guevara Velasco.

iv. **Factores etiológicos "Etiologia desconhecida".**

Quadro 19 *Tabela de frequência dos factores etiológicos "Etiologia desconhecida".*

		Frequência	Percentagem	Percentagem válida	Percentagem acumulada
Válido	Sem registo	33	26,0	26,0	26,0
	Sim	70	55,1	55,1	81,1
	Não	24	18,9	18,9	100,0
	Total	127	100,0	100,0	

Fonte: SPSS Vs26

Figura 15 *Etiologia desconhecida*

Frequência dos factores etiológicos "Etiologia desconhecida desconhecida".

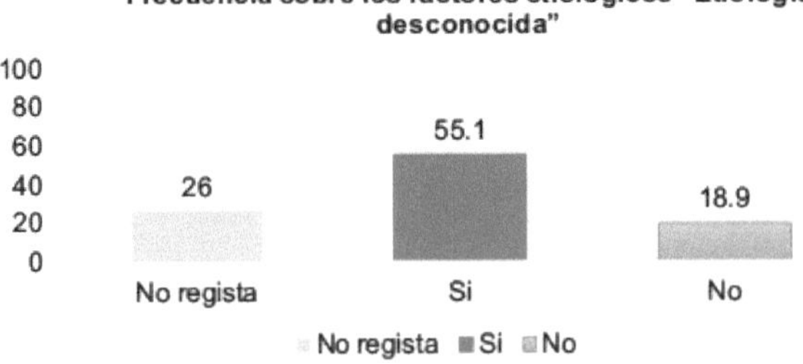

Interpretação e análise: A tabela 14, figura 11 mostra a distribuição dos factores etiológicos em relação à "etiologia desconhecida"; dos 100% dos casos estudados, há uma maior tendência para 70 pessoas, representando 55,1% dos casos estudados, terem uma etiologia desconhecida, bem como 33 pessoas, representando 26%, que não têm informação de etiologia desconhecida e 24 pessoas, representando 18,9%, que não têm uma etiologia desconhecida.

4.1.1.2 Resultados da variável nevralgia do trigémeo

- Etiologia da Nevralgia do Trigémeo

i. Tipo de Nevralgia do Trigémeo

Tabela 20 *Tabela de frequências sobre o tipo de neurologia do trigémeo*

	Frequência	Percentagem	Percentagem válida	Percentagem acumulada
Clássico	40	31,5	31,5	31,5
Secundário	13	10,2	10,2	41,7
Válido				
Idiopática	44	34,6	34,6	76,4
Sem registo	30	23,6	23,6	100,0
Total	127	100,0	100,0	

Figura 16 *Tipo de Neuralgia do Trigémeo*

Tabela de frequências sobre o tipo de nevralgia do trigémeo

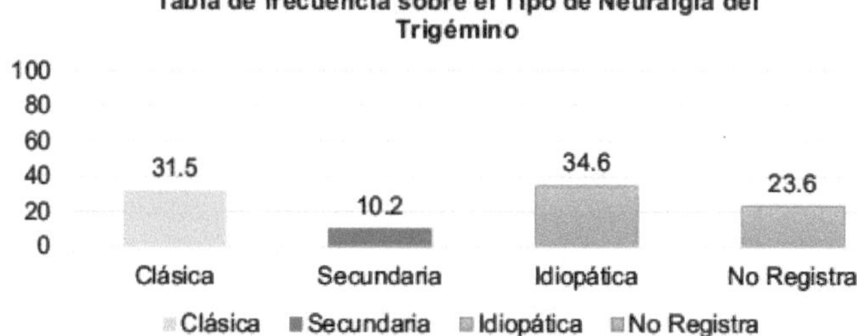

Interpretação e análise: Tabela 11 A Figura 11 mostra a distribuição do Tipo de Neuralgia do Trigêmeo; dos 100% dos casos estudados, a maior tendência é observada em 44 pessoas, 34,6% dos casos estudados.Da mesma forma, 40 pessoas, representando 31,5% dos casos estudados, registaram como idiopática; 13 pessoas registaram um tipo de nevralgia do trigémeo secundário em 10,2% e 30 pessoas não registaram qualquer informação em 23,6% dos casos.

- Escalas de dor

i. Escala visual analógica (EVA)

Quadro 21 *Tabela de frequências da escala visual analógica (EVA)*

	Frequência	Percentagem	Percentagem válida	Percentagem acumulada
Dor Suave 1-3		75,5	5,5	5,5
Dor moderado	13	10,2	10,2	15,7

Válido	4-6				
os	Dor intenso 7-10	75	59,1	59,1	74,8
	Não Registo 0	32	25,2	25,2	100,0
	Total		127100,0	100,0	

Figura 17 *Escala visual analógica (EVA)*

Tabela de frequências na Escala Visual Analógica (EVA)

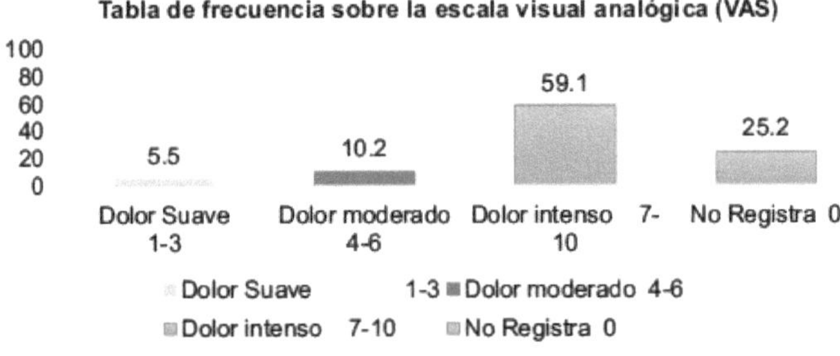

Fonte: SPSS Vs26

Interpretação e análise: A tabela 12, figura 12 mostra a distribuição na escala visual analógica (EVA) de 100% dos casos estudados. A tendência principal é que 75 pessoas (59,1% dos casos estudados) têm dor severa, 13 pessoas (10,2%) têm dor moderada, 7 pessoas (5,5%) têm dor ligeira e 32 pessoas (25,2%) não têm informação nos seus dados clínicos.

i. **Escala para deficientes mentais e outros critérios a. Grimacing**

Quadro 22 *Tabela de frequências da escala para deficientes mentais e outros critérios Grimaces*

	Frequência		Percentagem	Percentagem válida	Percentagem acumulada
Válido	Sem registo	122	96,1	96,1	96,1
	Não		53,9	3,9	100,0
	Total	127	100,0	100,0	

Figura 18 Grimaces

Tabela de frequências da escala de deficientes mentais e outros critérios Grimaces

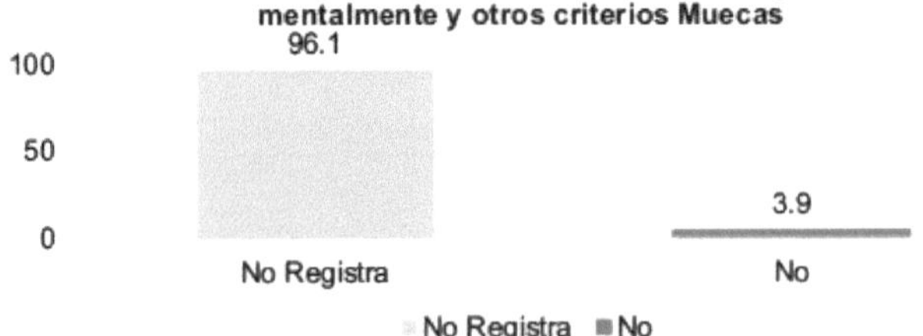

Fonte: SPSS Vs26

Interpretação e análise: A tabela 13 e a figura 13 mostram a distribuição na escala para deficientes mentais do critério "fazer uma careta"; 96,1% dos casos estudados não registam informação e há 5 pessoas, representando 3,9%, que indicam que fizeram uma careta perante uma dor intensa.

b. Dilatação pupilar

Quadro 23 *Tabela de frequências da escala para deficientes mentais no critério Dilatação pupilar*

		Frequência	Percentagem	Percentagem válida	Percentagem acumulada
Válido	Não Registar	122	96,1	96,1	96,1
	Não	5	3,9	3,9	100,0
	Total	127	100,0	100,0	

Figura 19 *Dilatação pupilar*

Tabela de frequências da escala para deficientes mentais no critério da dilatação pupilar

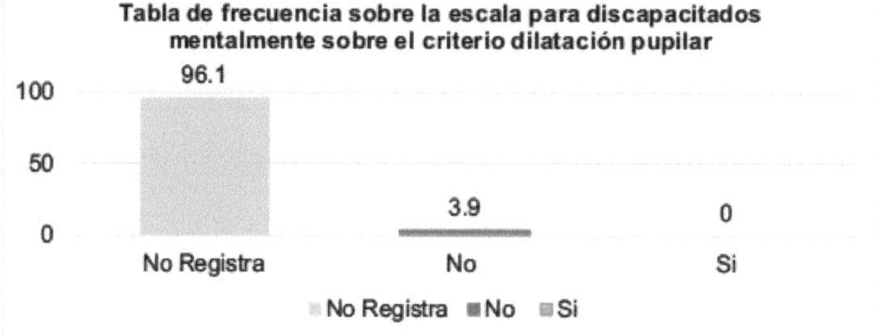

Fonte: SPSS Vs26

Interpretação e análise: A tabela 19 figura 16 mostra a distribuição na escala para deficientes mentais segundo o critério dilatação pupilar 96,1% dos casos estudados não registam informação e 5 pessoas, compreendendo 3,9% dos casos estudados, indicam que não apresentam dilatação pupilar. Talvez não se tenham apercebido da linguagem ocular em casos de dor intensa.

c. Frequência da dor

Quadro 24 *Tabela de frequências da escala para deficientes mentais e outros critérios Frequência da dor*

		Frequência	Percentagem	Percentagem válida	Percentagem acumulada
Válido	Sem registo	80	63,0	63,0	63,0
	Diário	38	29,9	29,9	92,9
	Semanal		97,1	7,1	100,0
	Total	127	100,0	100,0	

Figura 20 *Frequência da dor*

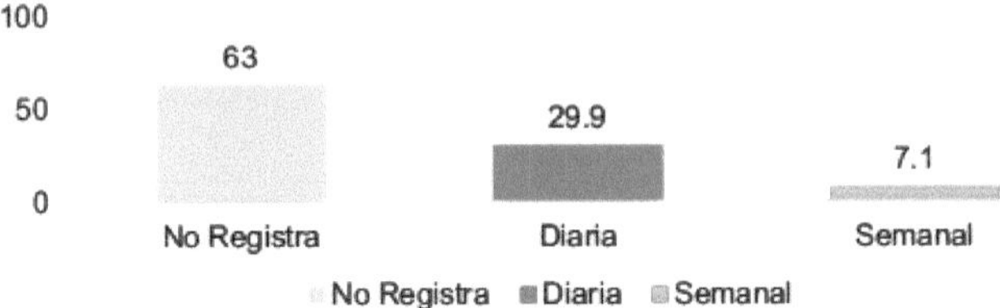

Fuente: SPSS Vs26

Interpretação e análise: A tabela 14, figura 14 mostra a distribuição na escala para deficientes mentais, de acordo com o critério Frequência da dor, 63% dos casos estudados não registam qualquer informação, 38 pessoas, ou 29,9% dos casos estudados, indicam que têm dor diariamente, e 9 pessoas, ou 7,1%, indicam que a dor ocorre semanalmente.

d. Referências para Limes

Tabela 25 *Tabela de frequência da escala para deficientes mentais e Referido a Lima*

		Frequência	Percentagem	Percentagem válida	Percentagem acumulada
Válido	Sem registo	28	22,0	22,0	22,0
	Não	99	78,0	78,0	100,0
	Total	127	100,0	100,0	

Tabela de frequência na escala de deficientes mentais e foram encaminhados para Lima.

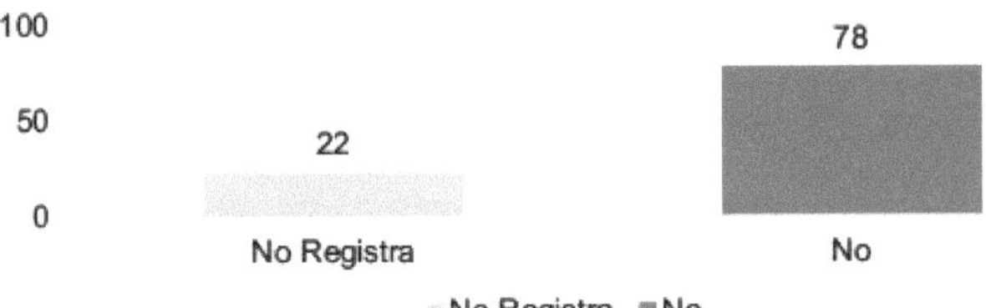

Fonte: SPSS Vs26

Interpretação e análise: A tabela 15, figura 15 mostra a distribuição na escala para os deficientes mentais; 38 pessoas (78% dos casos estudados) indicaram que não foram encaminhadas para Lima, e 22 pessoas (22%) não registaram qualquer informação.

ii. Alcantara e Gonzalez teste da dor a. Ramos afectados

Tabela 26 *Tabela de frequência da escala de dor de acordo com os ramos afectados*

	Frequência	Percentagem	Percentagem válida	Percentagem acumulada
Não Registar	67	52,8	52,8	52,8
V1		3	2,4	2,455,1
ValidV2	19	15,0	15,0	70,1
V3	14	11,0	11,0	81,1
V1/V2/V3	24	18,9	18,9	100,0

Total	127	100,0	100,0

***Figura** 22 Ramos afectados*

Tabela de frequência da escala de dor de acordo com os ramos afectados

Tabla de frecuencia sobre la escala de dolor según ramas afectadas

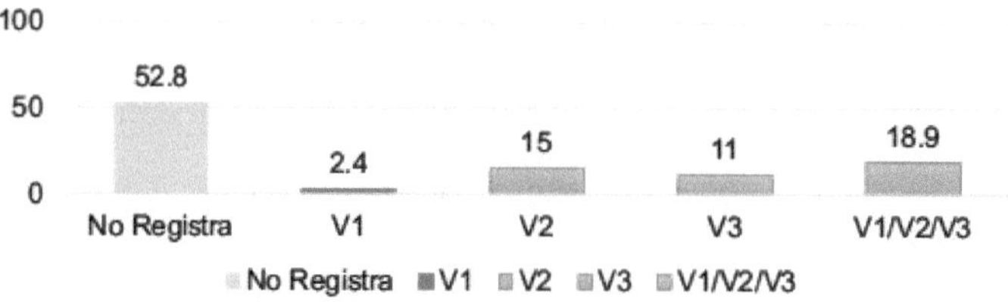

Fonte: SPSS Vs26

Interpretação e análise: A tabela 16, figura 16 mostra a distribuição da escala de dor segundo os ramos afectados, onde 67 pacientes, representando 52,8 % dos casos estudados, não registaram qualquer informação, 24 pessoas, compreendendo 18.9 % dos casos estudados indicaram que apresentavam dor nos ramos V1, V2 e V3, da mesma forma 15 pessoas representando 15 % indicaram que a dor estava presente em V2, 14 pessoas representando 11 % indicaram que a dor se manifestou em V3 e finalmente 3 pessoas representando 2,4 % indicaram que a dor foi desencadeada em V1; muito provavelmente devido a factores psicológicos como o stress e a ansiedade desenvolvidos durante a pandemia da COVID-19.

b. Lado facial afetado pela dor

***Tabela** 27 Tabela de frequências da escala de dor por lado afetado*

	Frequência	Percentagem	Percentagem válida	Percentagem acumulada
Sem registo	31	24,4	24,4	24,4
Certo	41	32,3	32,3	56,7
Esquerda	45	35,4	35,4	92,1
Válido				
Ambos lados	10	7,9	7,9	100,0
Total	127	100,0	100,0	

***Figura 23** Lado facial afetado*

Tabla de frecuencia sobre la escala de dolor según lado afectado

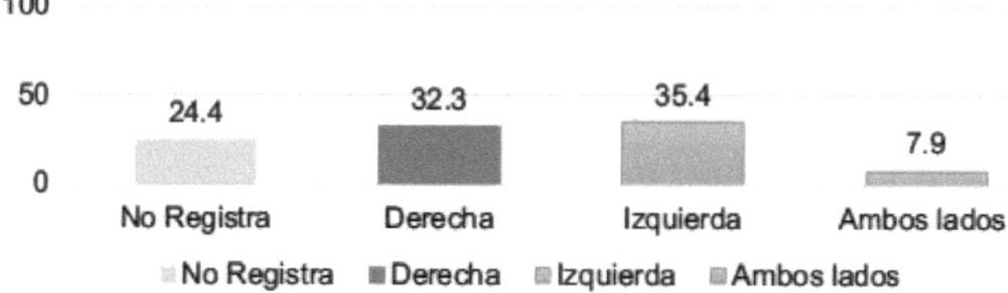

Interpretação e análise: A tabela 17 e a figura 17 mostram a distribuição da escala de dor de acordo com o lado afetado, sendo que 24,4% dos casos estudados não registaram qualquer informação, 41 pessoas, o que representa 32,3% dos casos estudados, indicaram que a dor era do lado direito, 45 pessoas, o que representa 35,4%, indicaram que a dor se desenvolveu do lado esquerdo e 10 pessoas, o que representa 7,9%, indicaram que a dor era de ambos os lados.

c. Início da dor

Quadro 28 *Tabela de frequências da escala de dor de acordo com o início da dor*

	Frequência	Percentagem	Percentagem válida	Percentagem acumulada
Suave	11	8,7	8,7	8,7
Moderado		97,1	7,1	15,7
ValidosBrusco	71	55,9	55,9	71,7
Sem registo	36	28,3	28,3	100,0
Total		127100,0	100,0	

Figura 24 *Início da dor*

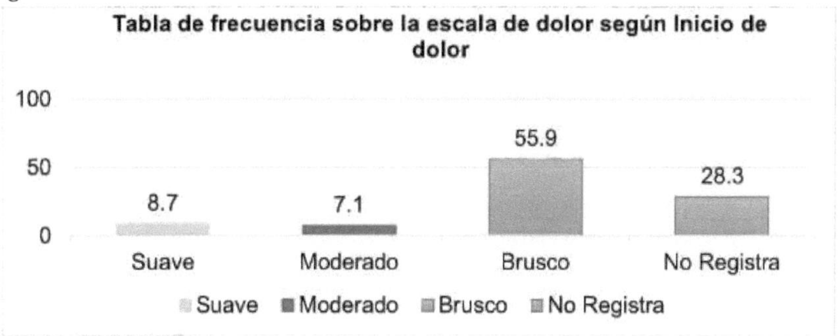

Fuente: SPSS Vs26

Interpretação e análise: A tabela 18 e a figura 18 mostram a distribuição da forma como começa a escala da dor; 55,9% dos casos estudados indicam que começa abruptamente, 28,3% dos casos estudados não registam qualquer informação, da mesma forma 11 pessoas (8,7%) indicam que a dor foi de início ligeiro e 9 pessoas (7,1%) indicam que a dor é moderada.

d. **Duração**

Quadro 29 *Tabela de frequências da escala de dor em função da duração*

		Frequência	Percentagem	Percentagem válida	Percentagem acumulada
	Sec. a 2 min.	14	11,0	11,0	11,0
-\Jo li rlrtc;	Mais de 2 minutos	13	10,2	10,2	21,3
os	Sem registo	100	78,7	78,7	100,0
	Total	127	100,0	100,0	

Figura 25 *Duração*

Tabela de frequências da escala de dor em função da duração

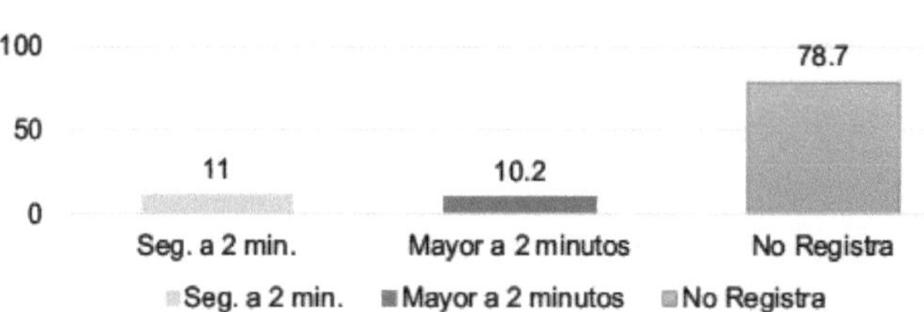

Fonte: SPSS Vs26

Interpretação e análise: A tabela 19 e a figura 19 mostram a distribuição da escala de dor de acordo com a duração, onde se pode verificar que em 100 pessoas (78,7%) não há registo da duração, 11% dos casos estudados indicam que a dor dura menos de 2 minutos e 13 pessoas (10,2%) indicam que a dor dura mais de 2 minutos.

e. **Tipo de dor**

Quadro 30 *Tabela de frequências sobre o tipo de dor*

	Frequência	Percentagem	Percentagem válida	Percentagem

				acumulada
Provocado	35	27,6	27,6	27,6
Espontâneo Válido	63	49,6	49,6	77,2
Sem registo	29	22,8	22,8	100,0
Total	127	100,0	100,0	

Figura 26 *Tipo de dor*

Tabela de frequências sobre o tipo de dor

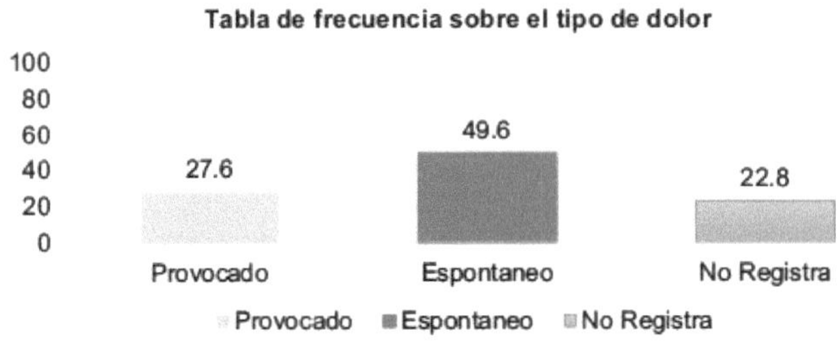

Fonte: SPSS Vs26

Interpretação e análise: A tabela 20 e a figura 20 mostram a distribuição do tipo de dor, onde se pode verificar que em 69 pessoas (49,6%) a dor foi espontânea, 35 pessoas (27,6% dos casos estudados) indicaram que a dor foi provocada e 29 casos (22,8%) não registaram qualquer informação.

f. **Estímulo acionado**

Tabela 31 *Tabela de frequências sobre estímulos eliciados*

	Frequência	Percentagem	Percentagem válida	Percentagem acumulada
Mecânico de segurança	71	55,9	55,9	55,9
Movimentos Válido	20	15,7	15,7	71,7
Sem registo	36	28,3	28,3	100,0
Total	127	100,0	100,0	

Figura 27 *Estímulo acionado*

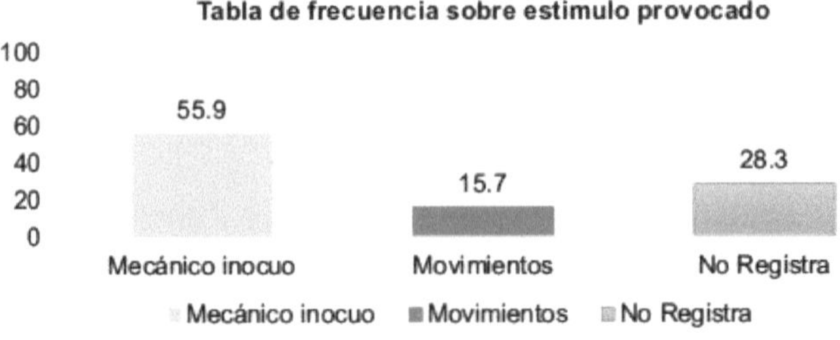

Fuente: SPSS Vs26

Interpretação e análise: A tabela 21 e a figura 21 mostram a distribuição da frequência do estímulo provocado; onde se observa que 71 pessoas, representando 55,9%, a frequência da dor é mecânica e inócua, 20 pessoas, equivalente a 15,7% dos casos estudados, indicam que a frequência é em movimentos, e 36 dos casos, representando 28,3%, não registam qualquer informação nos seus dados clínicos.

g. Dor entre paroxismos

***Tabela 32** Tabela de frequências para a dor entre paroxismos*

		Frequência	Percentagem	Percentagem válida	Percentagem acumulada
Válido	Sem registo	69	54,3	54,3	54,3
	Sim	48	37,8	37,8	92,1
	Não	10	7,9	7,9	100,0
	Total		127100,0	100,0	

***Figura 28** Dor entre paroxismos*

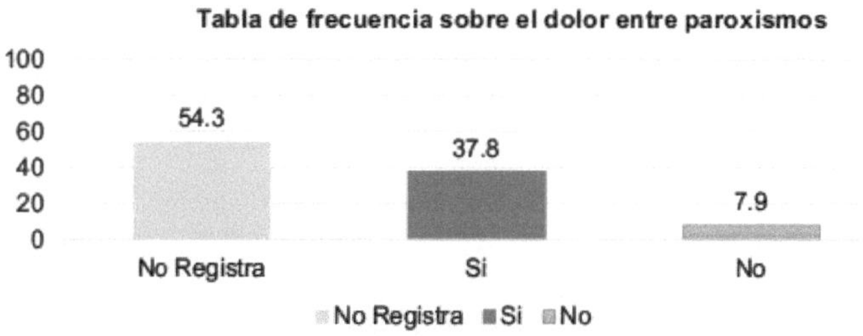

Fuente: SPSS Vs26

Interpretação e análise: A tabela 22 e a figura 22 mostram a distribuição da frequência da dor entre paroxismos; onde se observa que 69 dos casos, o que representa 54,3%, não registam informação, 48 pessoas, equivalentes a 37,8% dos casos estudados, indicam que há dor entre paroxismos e, finalmente, 10 pessoas, equivalentes a 7,9% dos casos estudados, indicam que não há dor entre paroxismos.

h. Dor contínua adicional

***Quadro 33** Tabela de frequências sobre dor contínua adicional*

		Frequência	Percentagem	Percentagem válida	Percentagem acumulada
Válido	Sem registo	48	37,8	37,8	37,8
	Sim	70	55,1	55,1	92,9
	Não		97,1	7,1	100,0
	Total	127	100,0	100,0	

***Figura 29** Dor contínua adicional*

Tabla de frecuencia sobre el Dolor continuo adicional

100
80
60
40
20
0

37.8 — No Registra
55.1 — Si
7.1 — No

No Registra ■ Si ■ No

Interpretação e análise: A tabela 23 e a figura 23 mostram a distribuição da frequência da dor contínua adicional; onde se pode ver que 48 dos casos, representando 37,8%, não têm qualquer informação, 70 pessoas, equivalentes a 55,1% dos casos estudados, indicam que existe dor contínua adicional e, finalmente, 10 pessoas, equivalentes a 7,1% dos casos estudados, indicam que não existe dor contínua adicional.

4.2 Teste de hipóteses

4.2.1 Hipótese geral

a. Hipótese nula (Ho). Não há etiologia comum da neuralgia do trigémeo em pacientes atendidos no EsSalud Cusco de janeiro de 2019 a agosto de 2022.

b. Hipótese alternativa (H1). Há uma etiologia mais comum da neuralgia do trigémeo em pacientes atendidos no EsSalud Cusco de janeiro de 2019 a agosto de 2022.

c. Nível de significância (a):

$$\alpha = 5\%,\ X^2_t = X\ 2\text{crítico} = 3{,}6871$$

d. Teste estatístico:

$$X2\ c = X\ 2\ calc = \Sigma(oi - ei)^2 / ei,\ X2\ c = 1{,}195a$$

Onde:

- oi = Valor observado
- ei = Valor esperado
- X2c = Valor da estatística calculada com os dados dos inquéritos e tratada com o software estatístico SPSS Vs28, e deve ser comparada com os valores associados ao nível de significância indicado na tabela de contingência n.º 24.

a. Decisão: Ho é rejeitado.

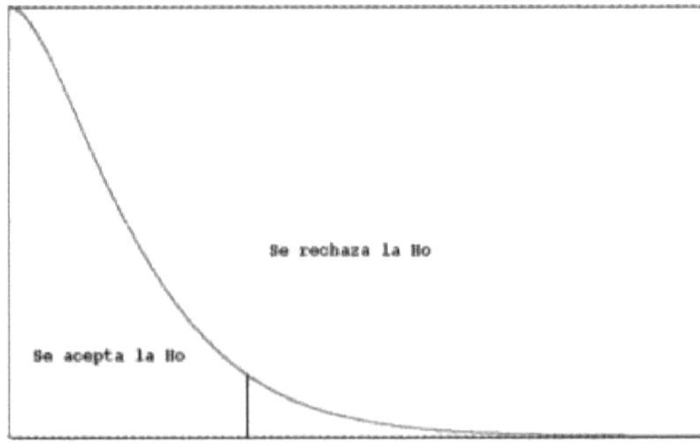

^{22}X t = 3,6871 X c= 1, 195a

Interpretação:

Com um nível de significância de 5%, a hipótese nula é rejeitada e a hipótese alternativa é aceita, concluindo que "Existe uma relação média na etiologia mais comum da neuralgia do trigêmeo em pacientes atendidos no EsSalud Cusco de janeiro de 2019 a agosto de 2022", para a qual os cálculos estão anexados, consistindo na tabela de contingência nº 24 e no resultado do teste estatístico Qui-quadrado.

Teste do Qui-Quadrado

Tabela 34 *Tabela de contingência sobre a etiologia mais comum da nevralgia do trigémeo em pacientes atendidos no ESSALUD Cusco de janeiro de 2019 a agosto de 2022.*

		V2 NEVRALGIA DO TRIGÉMEO			
		Baixo rácio	Rácio médio	Rácio elevado	Total
V1 ETIOLOGIA MAIS COMUM	Baixo rácio	0	42	7	49
	Rácio médio	1	68	8	77
	Rácio elevado	0	1	0	1
Total		1	111	15	127

Quadro 35 *Testes de qui-quadrado*

	Valor	gl	Sig. assintótico (bilateral)
Qui-quadrado de Pearson	1,195[a]	4	,879
Rácio de verosimilhança	1,653	4	,799
Linear por associação linear	,799	1	,371
N de casos válidos	127		

a. 5 células (55,6%) têm uma frequência esperada inferior a 5. A frequência mínima esperada é ,01.***4.2.2 Hipóteses específicas***

Hipótese específica 1

a. Hipótese nula (Ho). Não há relação entre TN e idade em pacientes atendidos no EsSalud Cusco de janeiro de 2019 a agosto de 2022.

b. Hipótese alternativa (H1). Existe uma relação entre TN e idade em pacientes atendidos no EsSalud Cusco de janeiro de 2019 a agosto de 2022.

c. Nível de significância (a):

$\alpha =$ 5%, $X2_t = X$ 2crítico =5,3481

d. Teste estatístico:

X2 c = *X 2 calc* = $\Sigma(oi - ei)^2$ / ei, X2 c = 10,587a

Onde:

- oi = Valor observado
- ei = Valor esperado
- X2c = Valor da estatística calculada com os dados dos inquéritos e tratada com o software estatístico SPSS Vs28, e deve ser comparada com os valores associados ao nível de significância indicado na tabela de contingência n.º 26.

b. Decisão: Ho é rejeitado.

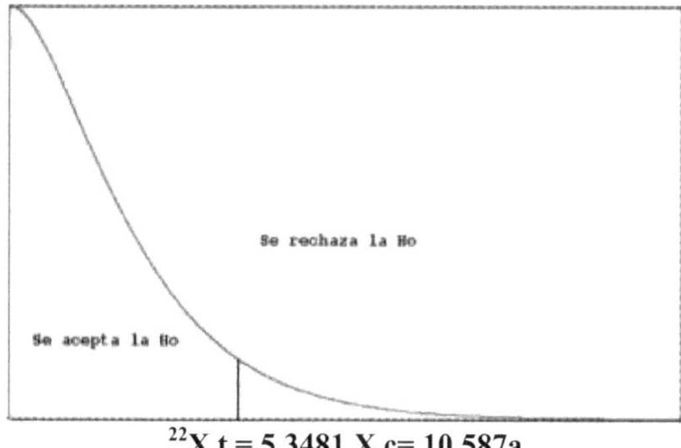

^{22}X t = 5,3481 X c= 10,587a

Interpretação:
Com um nível de significância de 5%, rejeita-se a hipótese nula e aceita-se a hipótese alternativa, concluindo que "Existe uma relação entre TN e idade em pacientes atendidos no EsSalud Cusco de janeiro de 2019 a agosto de 2022", para o qual os cálculos estão anexados, consistindo na tabela de contingência nº 26 e no resultado do teste estatístico Qui-quadrado.

- Teste do Qui-Quadrado

Tabela 36 *Tabela de contingência sobre se existe uma relação entre TN e idade em pacientes atendidos no EsSalud Cusco de janeiro de 2019 a agosto de 2022.*

Factores predisponentes por idade

		20 a 40 anos	41 a 60 anos	61 a 80 anos	81 a 95 anos	Total
	Baixo rácio	10	24	14	1	49
V1 A etiologia mais comum	Rácio médio	6	28	39	4	77
	Rácio elevado	0	1	0	0	1
Total		16	53	53	5	127

Quadro 37 *Testes de qui-quadrado*

	Valor	gl	Sig. assintótico (bilateral)
Qui-quadrado de Pearson	10,587[a]	6	,102
Rácio de verosimilhança	11,005	6	,088
Linear por associação linear	7,643	1	,006
N de casos válidos	127		

a. 6 células (50,0%) têm uma frequência esperada inferior a 5. A frequência mínima esperada é ,04.

Hipótese específica 2

a. Hipótese nula (Ho). Não há relação entre TN e sexo em pacientes atendidos no EsSalud Cusco de janeiro de 2019 a agosto de 2022.

b. Hipótese alternativa (H2). Existe uma relação entre TN e sexo em pacientes atendidos no EsSalud Cusco de janeiro de 2019 a agosto de 2022.

c. Nível de significância (a):

$\alpha =$ ^{2}5%, X t = *X* 2crítico =1,3863

d. Teste estatístico:

$$X2\ c = X\ 2\ calc = \Sigma(oi - ei)^2 / ei, X2\ c = 20{,}847a$$

Onde:

- oi = Valor observado
- ei = Valor esperado
- X2c = Valor da estatística calculada com os dados dos inquéritos e tratada com o software estatístico SPSS Vs28, e deve ser comparada com os valores associados ao nível de significância indicado na tabela de contingência n.º 28.

c. Decisão: Ho é rejeitado.

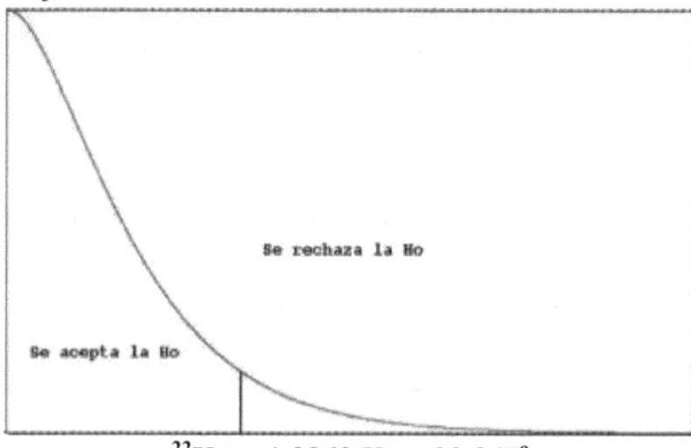

$^{22}X\ t = 1{,}3863\ X\ c = 20{,}847^a$

Interpretação:

Com um nível de significância de 5%, a hipótese nula é rejeitada e a hipótese alternativa é aceita, concluindo que "Existe uma relação entre TL e gênero em pacientes atendidos no EsSalud Cusco de janeiro de 2019 a agosto de 2022", para o qual os cálculos estão anexados, consistindo na tabela de contingência nº 28 e no resultado do teste estatístico Qui-quadrado.

- Teste do Qui-Quadrado

Tabela 38 *Tabela de contingência sobre a relação entre TN e sexo em pacientes atendidos no EsSalud Cusco de janeiro de 2019 a agosto de 2022.*

		Género dos doentes observados		Total
		Feminino	Masculino	
V1 ETIOLOGIA MAIS COMUM	Baixo rácio		48	048
	Rácio médio		51	2677
	Rácio elevado		1	01
Total			100	26126

Quadro 39 *Testes de qui-quadrado*

	Valor	gl	Sig. assintótico (bilateral)
Qui-quadrado de Pearson	20,847[a]	2	,000
Rácio de verosimilhança	29,809	2	,000
Linear por associação linear	18,107	1	,000
N de casos válidos	126		

a. 2 células (33,3%) têm uma frequência esperada inferior a 5. A frequência mínima esperada é ,21.

Hipótese específica 3

a. Hipótese nula (Ho). Não há relação entre TN e COVID em pacientes atendidos no EsSalud Cusco de janeiro de 2019 a agosto de 2022.

b. Hipótese alternativa (H3). Existe uma relação entre TN e COVID em pacientes tratados no EsSalud Cusco de janeiro de 2019 a agosto de 2022.

c. Nível de significância (a):

$$\alpha = 5\ \%,\ X\ t = X\ 2crftico = \mathbf{3{,}3660}$$

d. Teste estatístico:

$$X2\ c = X\ 2\ calc = \Sigma(oi - ei)^2 / ei,\ X2\ c = 66{,}015^a$$

Onde:

- oi = Valor observado

- ei = Valor esperado
- X2c = Valor da estatística calculada com os dados dos inquéritos e tratada com o software estatístico SPSS Vs28, e deve ser comparada com os valores associados ao nível de significância indicado na tabela de contingência n.º 32.

d. Decisão: Ho é rejeitado.

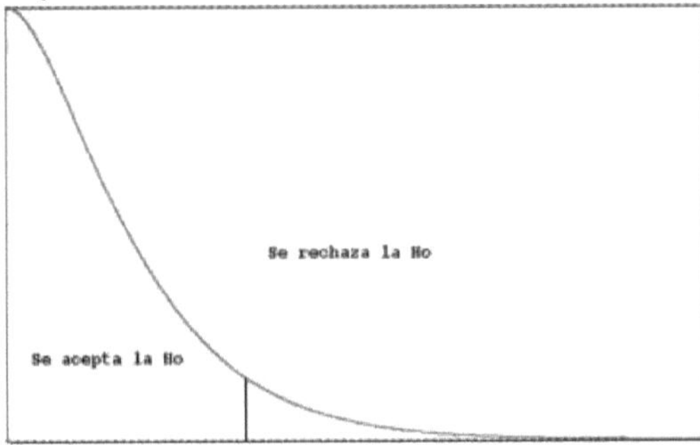

²²X t = 3,3660 X c= 66,015ª

Interpretação:

Com um nível de significância de 5%, a hipótese nula é rejeitada e a hipótese alternativa é aceita, concluindo que "Existe uma relação entre TN e COVID em pacientes tratados em EsSalud Cusco de janeiro de 2019 a agosto de 2022", para os quais os cálculos estão anexados, consistindo na tabela de contingência nº 32 e no resultado do teste estatístico Qui-quadrado.

- Teste do Qui-Quadrado

Tabela 40 *Tabela de contingência sobre a relação entre TN e CO VID em pacientes atendidos no EsSalud Cusco de janeiro de 2019 a agosto de 2022.*

		COVID			
		Relação baixo	Relação metade	Relação elevado	Total
V1_ETIOLOGLA.	_mAS_COMUNRelacion490049 baixo				
	Rácio médio	72	4	177	
	Rácio elevado	0	0	11	

Total		121	4	2127

Quadro 41 Testes de qui-quadrado

	Valor	gl	Sig. assintótico (bilateral)
Qui-quadrado de Pearson	66,015[a]	4	,000
Rácio de verosimilhança	13,964	4	,007
Linear por associação linear	8,682	1	,003
N de casos válidos127			

a. 7 células (77,8%) têm uma frequência esperada inferior a 5. A frequência mínima esperada é ,02.

Hipótese específica 4

a. Hipótese nula (Ho). Não há relação entre TN e genética em pacientes atendidos no EsSalud Cusco de janeiro de 2019 a agosto de 2022.

b. Hipótese alternativa (H4). Existe uma relação entre TN e genética em pacientes tratados no EsSalud Cusco de janeiro de 2019 a agosto de 2022.

c. Nível de significância (a):

α= 2 5 %, X t = X2crítico =5,9915

d. Teste estatístico:

X2 c = X 2 *calc* = Σ(oi – ei)^2 / ei, X2 c = 4,124[a] Onde:

- oi = Valor observado
- ei = Valor esperado
- X2c = Valor da estatística calculada com os dados dos inquéritos e processada com o software estatístico SPSS.

Vs28, e devem ser comparados com os valores associados ao nível de significância indicado na tabela de contingência n.º 32 e. Decisão: Ho é rejeitada.

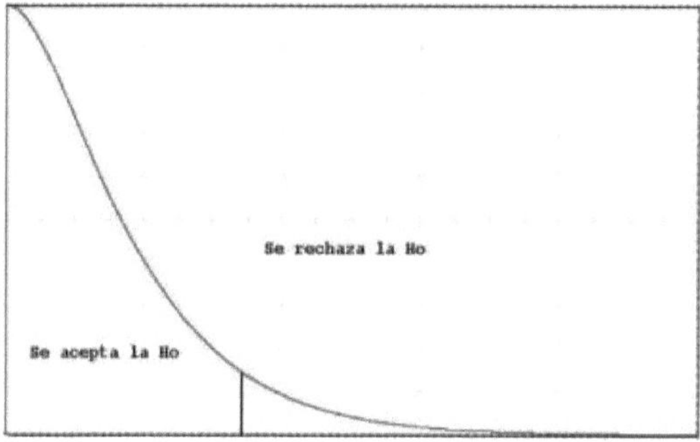

[22]X t = 1,3863 X c= 4,124[a]

Interpretação:

Com um nível de significância de 5%, rejeita-se a hipótese nula e aceita-se a hipótese alternativa, concluindo que "Existe uma relação entre a TN e a genética nos pacientes atendidos no EsSalud Cusco de janeiro de 2019 a agosto de 2022", para a qual se anexam os cálculos, que consistem na tabela de contingência nº 32 e no resultado do teste estatístico Qui-quadrado.

***Tabela 42** Tabela de contingência sobre a relação entre TN e CO VID em pacientes atendidos no EsSalud Cusco de janeiro de 2019 a agosto de 2022.*

		Factores etiológicos Genética		Total	
		Etnia mestiça	Etnia indígena		
	Baixo rácio	39	10	49	
V1 A etiologia mais comum	Rácio médio	54	23	77	
	Rácio elevado		0	1	1
Total		93		34	127

Quadro 43 *Testes de qui-quadrado*

	Valor	gl	Sig. assintótico (bilateral)
Qui-quadrado de Pearson	4,124[a]	2	,127
Rácio de verosimilhança	4,076	2	,130
Linear por associação linear	2,355	1	,125
N de casos válidos	127		

a. 2 células (33,3%) têm uma frequência esperada inferior a 5. A frequência mínima esperada é ,27.

Hipótese específica 5

a. Hipótese nula (Ho). Não há relação entre TN e tumores em pacientes atendidos no EsSalud Cusco de janeiro de 2019 a agosto de 2022.

b. Hipótese alternativa (H5). Existe uma relação entre TN e tumores em pacientes tratados no EsSalud Cusco de janeiro de 2019 a agosto de 2022.

c. Nível de significância (a):

α= ·25%, X t = *X* 2crftico =9,**4877**

d. Teste estatístico:

X2 c = *X 2 calc* = Σ(oi – ei)^2 / ei, X2 c = **22,413**[a]

Onde:

- oi = Valor observado
- ei = Valor esperado
- X2c = Valor da estatística calculada com os dados dos inquéritos e tratada com o software estatístico SPSS Vs28, e deve ser comparada com os valores associados ao nível de significância indicado na tabela de contingência n.º 34.

f. Decisão: Ho é rejeitado.

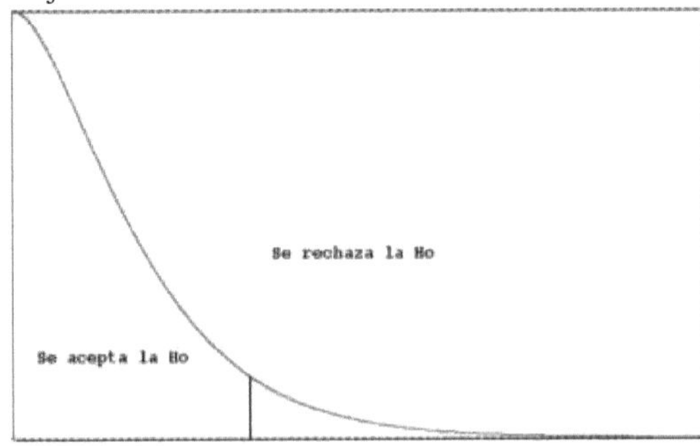

22X t = 3,3567 X c= 22,413[a]

Interpretação:

Com um nível de significância de 5%, a hipótese nula é rejeitada e a hipótese alternativa é aceite, concluindo que "Existe uma relação entre TN e tumores em pacientes tratados no EsSalud Cusco de janeiro de 2019 a agosto de 2022", para a qual os cálculos são anexados, consistindo na tabela de contingência n.º 34 e no resultado do teste estatístico Qui-quadrado.

***Tabela 44** Tabela de contingência sobre a relação entre TN e tumores em pacientes atendidos no EsSalud Cusco de janeiro de 2019 a agosto de 2022.*

		Causa do tumor		
	Sem registo	Sim	Não	Total
V1 Aetiologia Mais Comum — Baixo rácio	48	0	149	
Rácio médio	54	10	1377	
Rácio elevado		00	1	1
Total		102 10	15	127

***Quadro 45** Testes de qui-quadrado*

	Valor	gl	Sig. assintótico (bilateral)
Qui-quadrado de Pearson	22,413[a]		4,000
Rácio de verosimilhança	24,477		4,000
Linear por associação linear	15,748		1,000
N de casos válidos	127		

a. 4 células (44,4%) têm uma frequência esperada inferior a 5. A frequência mínima esperada é ,08.

4.3 Apresentação da discussão dos resultados

Relativamente à etiologia mais comum: Para Boto (2010), é raro que a NT se apresente como um estado trigeminal ou uma sucessão rápida de espasmos semelhantes a tiques, provocados por qualquer estímulo (5). Enquanto isso, Beltran e Freyre (2012), 86% dos pacientes consultaram um médico nos primeiros ataques de dor. Os especialistas consultados antes do diagnóstico de TN foram: médicos de cuidados primários (PCP) 43,1%, dentistas 30,4%, otorrinolaringologistas 3,9%, neurocirurgiões 3,9%, neurologistas ou especialistas em cefaleias 14,7%, outros 8%. O diagnóstico final foi feito por um neurologista ou especialista em cefaléia 85,3%, e o intervalo médio entre o início da doença e o diagnóstico por um especialista foi de 10,8 ± 21,2 meses (1). De acordo com Alcantara e Sanchez (2016), a incidência da NT é de 413% (18). Por outro lado, Inoyatova et al. (2021), estabeleceram os seguintes supostos fatores etiológicos para o desenvolvimento da doença: hipotermia frequente 26% e doenças concomitantes em pacientes com doença hipertônica TN 31% (25). Para concluir, Smith et al (2021). Não existe uma génese candidata clara, (6).

De acordo com a etiologia mais frequente da Nevralgia do Trigémio (NT), considerada neste estudo de investigação científica; como fator predisponente, houve uma relação média, sendo o mais proeminente: o sexo feminino com 79.Como fator predisponente, houve uma relação média, sendo o mais proeminente: o sexo feminino com 79,5%, conforme indicado por histórico de investigação; seguido da idade entre 41 e 80 anos com 41,7%; por fim, o ano de 2020 com 41% e a faixa mais baixa foi 2019 com 6,3%, muito provavelmente devido à ansiedade e ao estresse causados pela quarentena devido à pandemia do COVID-19. Como fator etiológico: a etiologia desconhecida foi a que se revelou em maior proporção com 55,1%, principalmente devido ao desuso do dispositivo médico de ressonância magnética nuclear (RMN); depois o componente étnico-genético mestiço com 73,2%; a origem tumoral com 7,9%, diagnosticada por RMN em 14,9% dos casos.ª9% diagnosticado por RM em 14 doentes; desmielinização em 6 doentes, representando 4,7%; finalmente, COVID em 3,1% dos casos, incluindo um doente de 51 anos, que manifestou nevralgia do trigémeo após a vacinação com a 4ª dose de anti-COVID . Quanto ao grupo étnico peruano, trata-se de uma variedade de origens, com uma maioria feminina, 99 homens para cada 100 mulheres, de acordo com os dados do INEI para 2020.

A *nível nacional em termos de idade:* Vasquez (2020), a TN é desencadeada mais entre pessoas de 60 a 69 anos, e unilateralmente do lado direito em 59,5%, (14). Internacionalmente, segundo Boto (2010), ocorre acima dos 50 anos em torno dos 63 anos, os ramos V2 e V3 são os mais lesados em 42% dos casos, o ramo V2 sozinho em 20%, o ramo V3 sozinho em 17% e V1 e V2 juntos em 14%, e V1, V2 e V3 em 5% e V1 sozinho em 2% (5).(5) De acordo com Alcantara e Gonzales (2017), relata a história de um paciente de 49 anos com história de 10 anos de dor aguda, incômoda e constante por estímulos mecânicos e sensoriais no terceiro ramo do nervo trigêmeo (20). Por outro lado, Grin et al. (2018), destacam o caso de um paciente de 73 anos, que foi submetido a tratamento de canal nos dentes 22, 23 e 25, este último com apicoectomia, além de canais radiculares nos dentes 24 e 26, quando o diagnóstico real era TN tipo I (13). (2020), a faixa etária dos 61 participantes variou de 21 a 78 anos; 68,9% relataram envolvimento do lado facial direito, onde o ramo mais comum foi o mandibular 47,5%; (90,2%) dos pacientes preencheram os critérios para NT clássica e 9,8% tinham NT sintomática. A maioria dos participantes relatou tipos mistos de dor, tais como ardor, lancinante e tipo choque elétrico (21). Já Jaramillo e Mendoza (2020) identificaram 39 pacientes com NT, que relataram de acordo com a faixa etária: idade entre 50 e 90 anos, envolvimento da área do seio facial em 72% ou 28 casos; com dor unilateral severa no ramo maxilar ou V2 no exame de Valleix, com 47% ou 28 pacientes (22). Assim, Inoyatova et al. (2021), por faixa etária, os doentes de meia-idade e idosos sofrem mais frequentemente de NT em 66,7%; os doentes de diferentes idades reagem de forma heterogénea à síndrome da dor. Por conseguinte, o quadro clínico da NT é determinado por lesões nos ramos, cujos sintomas mais específicos são a presença de zonas de gatilho para o desenvolvimento da dor (25). Noutra perspetiva, Lara C. (2021), desenvolve-se em pessoas com mais de 50 anos de idade, enquanto que para o seu tratamento, os fármacos por ordem de escolha são: Carbamazepina, lamotrigina, baclofeno, gabapentina, pregabalina, toxina botulínica; enfim, aguardar um medicamento melhor tolerado (26). Mortazavi et al. (2021) partilham a história de um paciente de 38 anos que, após ter sido submetido a 28 restaurações de canais radiculares e 4 extracções, com dor originada na região pré-molar esquerda e irradiada para a região mandibular contralateral, pescoço, cabeça e ombros, foi encaminhado para o cirurgião maxilofacial com o diagnóstico de odontalgia atípica e tratado com fluoxetina e clonazepam (11).

Neste estudo, de acordo com a TN e a idade, verifica-se um rácio médio de 41,7% na faixa etária 41-60 e 61-80 anos, seguido de 12,6% na faixa etária 20-40 anos e 3.9% entre os 81-95 anos; especialmente neste último grupo etário, existem dados clínicos de doentes que morreram atualmente, talvez devido a causas naturais ou ao vírus COVID-19, cujos resultados também se reflectem na literatura; em virtude do fato de que os jovens, mais mulheres do que homens em uma proporção de 3 para 1, com menos de 40 anos sofrendo de TN, podem ser um primeiro sintoma de esclerose múltipla; um achado encontrado em pacientes atendidos em EsSalud Cusco de janeiro de 2019 a agosto de 2022.

Sobre a influência do género, a nível nacional: Em primeiro lugar, Tragodara (2020), se não for tratada adequadamente, pode levar ao stress no trabalho, social, psicológico e até ao suicídio (17). Em segundo lugar Vasquez (2020), é mais comum no sexo feminino com 76,7%, sendo o ramo V2 o mais afetado com 33,23% (14). No âmbito internacional: Com outra perspetiva Boto (2010), segundo alguns autores é mais frequente no sexo masculino (1,2:1) e para outros mais no sexo feminino, a sua incidência é de 4 por 100.000 habitantes e geralmente afecta o hemiarco direito em 60% dos casos, 39% manifesta-se no lado esquerdo *e 1% bilateralmente com aparências de dor alternada especialmente em casos de esclerose múltipla* (5). Além disso, segundo Von Eckardstein e Veit Rohde (2015), a NT é frequentemente desencadeada pela mastigação e pela manipulação das gengivas. Por conseguinte, é provável que os doentes consultem o seu dentista quando se apresentam pela primeira vez, antes de serem encaminhados para um neurologista ou neurocirurgião. A título de exemplo, de 51 doentes, dois terços referiram não ter dor; quarenta e um doentes (82%) consultaram inicialmente o seu dentista; destes, 27 receberam tratamento dentário invasivo para a síndrome da dor, incluindo extracções, canais radiculares e implantes. Os diagnósticos diferenciais incluem síndromes de dor odontogénica, bem como dor orofacial atípica; resumindo, a literatura atual reconhece as dificuldades no diagnóstico correto da nevralgia do trigémeo (3). Na mesma linha, Alcantara e Gonzales (2017), a Academia Americana de Neurologia (AAN), desenvolveu uma nova taxonomia com critérios de precisão diagnóstica, com um sistema de classificação para dor neuropática, criado para ser aplicado em decisões de diagnóstico e tratamento (19). De facto, Gossweiler (2018), neste relato de caso, descreve a aplicação de uma auto-hemoterapia major, 3 sessões durante 14 dias antes da exodontia do dente 36 para facilitar a resolução da TN, sem sintomatologia aos 4 meses de follow-up, em consequência de uma infeção dentária crónica nesse dente, numa paciente do sexo feminino (20). Por outro lado, Grin et al. (2018), através de um exame completo que inclui TC, RMN e laboratório, evitam entrar no canal radicular dos dentes afectados e procedem à ingestão farmacológica de carbamazepina. Não se deve esquecer que esta patologia se apresenta como dor odontogénica, razão pela qual é urgente que os estomatologistas estejam atentos aos seus sintomas (13). Da mesma forma, Antonaci et al. (2020), recrutaram 102 pacientes, maioritariamente mulheres com um rácio F:M de 2,64:1 (1). Em contrapartida, Ayele et al. (2020), 50,8% dos quais eram do sexo masculino, 41% tinham uma história de extracções dentárias no lado afetado; foi identificada uma zona de desencadeamento bem definida num terço (36%) dos casos. A carbamazepina foi o fármaco mais prescrito com uma dose mediana de 600 mg (RIQ: 400 - 1000 mg). Em conclusão, um número estatisticamente significativo de doentes com envolvimento de um único ramo relatou uma satisfação extraordinária com o seu tratamento em comparação com os doentes com envolvimento de vários ramos (95% CI: 1,3-3,8: p = 0,006) (8). De acordo com De Laat (2020), para não confundir a dor odontogénica com a dor não odontogénica (miofascial, neuropatia trigeminal, bem como dor neuropática trigeminal pós-traumática dolorosa, dor neurovascular orofacial, doença cardíaca e dos seios paranasais), é necessária uma boa HC sistemática com uma anamnese adequada, um exame dentário, periodontal e intra-oral detalhado e uma radiografia orofacial geral (21). A este respeito, Jaramillo e Mendoza (2020), no seu estudo, 67% dos participantes eram 26 do sexo feminino e 33% eram 13 do sexo masculino (22). A este respeito, Tripathi et al. (2020), de 187 pacientes, apenas 117 participaram, sendo que cerca de 55,5% dos pacientes tinham odontalgia e 65,8% deles visitaram um dentista. Cerca de 41,8% dos pacientes foram submetidos a um procedimento odontológico; 18,8% tiveram piora da dor, enquanto 8,5% tiveram alguma melhora parcial. Cerca de 19,6% também foram submetidos a tratamento de canal, enquanto 6,8% fizeram um bloqueio de nervo. Em média, foram extraídos 1,6 dentes por pessoa. 71% dos doentes ficaram satisfeitos com a radiocirurgia com faca gama para a NT; por conseguinte, é necessário que os dentistas e os doentes compreendam melhor a doença, para que o tratamento seja atempado e correto, sem necessidade de extracções. Por conseguinte, cabe aos neurocirurgiões/neurologistas divulgar conhecimentos sobre o diagnóstico correto e as modalidades de tratamento (10). Para Bara et al. (2021), como tratamento, a carbamazepina tem alguns efeitos anticolinérgicos; descoberta em 1962, mudou a história natural da doença; quatro anos mais tarde foi comercializada como Tegretol, com resultados entusiásticos. É claro que a cirurgia fez progressos notáveis: a descompressão microvascular de Janetta, centrada no gânglio de Gasser, das hipóteses de desmielinização ao "acendimento" de modelos devido a axónios lesionados e hiperexcitáveis (23). Assim, Duran e Duran (2021), de 5070 pacientes neurológicos, 3280 eram do sexo feminino (64,7%) e 1790 do sexo masculino (35,3%); 151 eram do sexo feminino (2,97%), 86 do sexo masculino (1,69%). Quarenta e um por cento tinham envolvimento do SNC (cefaleias, vertigens, convulsões, perturbações da memória, tremores), 57% envolvimento do SNP (parestesia, fraqueza, polineuropatia dolorosa, nevralgia do trigémeo), 45% envolvimento músculo-esquelético (mialgia, poliartralgia) e 35% envolvimento neuropsiquiátrico (ansiedade, depressão, insónia). A maioria (78%) apresentava 2 a 4 sintomas. 24). De acordo com Inoyatova et al. (2021), o lado da face mais afetado é o direito (60%) e, em menor grau, o esquerdo; mas a dor bilateral simultânea na NT é rara (1,7%-5%). No entanto, estes doentes apresentam frequentemente paroxismos de dor lateral alternada unilateral. Em termos de dor, os ramos maxilar (V2) e mandibular (V3) são os mais frequentemente envolvidos, embora um quarto dos casos afecte a divisão oftálmica (V1). Assim: apenas V2 (32,5%), V2 e V3 (42,5%) no lado direito do processo (53%), com predomínio do sexo feminino (64,8%). Com base nos dados obtidos, foi demonstrado que a intensidade da síndrome dolorosa pode ser avaliada por meio da Escala de Depressão de Beck e da EVA. Neste estudo, a Escala de Depressão de Beck não reflecte uma imagem objetiva da síndrome de dor aguda, especialmente no grupo de comparação (25). Em contraste, Kaya e Kaya (2021), num relatório clínico, embora a radiografia dentária fosse normal, foi administrada amoxicilina/ácido clavulânico (2x1 g por dia). Após a utilização da primeira dose de antibiótico, desenvolveu angioedema e o seu estado geral piorou. No serviço de urgência, foi administrada metilprednisolona 80 mg por via intravenosa. Com este tratamento, todas as doenças recuperaram, incluindo a dor facial, mandibular e dentária (9). Segundo Lara C. (2021), é geralmente causada por compressão de vasos sobre o nervo, mas há excepções, onde esta condição não se desenvolve, com 4-13 casos por 100.000 habitantes e sobretudo no público feminino (26). Por outro lado, Maarbjerg e Benoliel (2021), a nova Classificação Internacional das Perturbações da Cefaleia (ICHD) para a NT baseia-se em dados clínicos fiáveis, estudos imagiológicos e neurofisiológicos. Por conseguinte, é necessária mais investigação sobre os sinais clínicos associados (lacrimejo e alterações sensoriais), bem como sobre todos os aspectos da NT (história natural, quadro clínico, diagnóstico, tratamento e prognóstico); com ênfase em investigações rigorosas de alternativas cirúrgicas para os diferentes subtipos de NT e melhor farmacoterapia (2). Nesse contexto, Mo et al. (2021), a NT está associada a um padrão distintivo de neuroimagem estrutural de todo o cérebro para diferenciar os fenótipos morfológicos (12). De acordo com Mortazavi et al. (2021), anunciando o relato de um homem com odontalgia atípica (OA), os dentistas devem considerar a escala visual analógica (VAS) quando confrontados com odontalgia sem uma causa orgânica razoável para evitar procedimentos dentários desnecessários (11). Naquele Slettebo (2021), de 102 pacientes que consultaram por dor facial, 38 pacientes foram primeiramente encaminhados para um neurologista, 1 paciente para um neurocirurgião e 1 paciente para um cirurgião oral para tratamento cirúrgico da suspeita de NT. Todos estes 38 doentes tinham sido examinados por um ou mais dentistas antes de consultarem o seu neurologista. Por conseguinte, o diagnóstico incorreto é um fator importante contra a saúde, uma vez que os doentes podem enfrentar riscos desnecessários e neurocirurgias inúteis, para além do atraso no tratamento da sua condição dolorosa subjacente (27). Nesse sentido, abril et al. (2022), ao desenvolver uma história clínica correta com exames complementares adequados, o diagnóstico é correto e evita-se a falta de informação sobre a NT, prevenindo dentistas e endodontistas de tratamentos de canal infundados. Assim, o domínio e conhecimento desta fisiopatologia seria de particular utilidade para estomatologistas e endodontistas. Do mesmo modo, os neurologistas e neurocirurgiões poderiam diferenciar a NT típica e atípica da dor odontogénica (28). Chen et al. (2022) salientam que a maioria dos pacientes apresenta um exame físico e neurológico normal, no qual faltam biomarcadores fiáveis para a doença (29). Por fim, Jay e Barkin (2022), The International Classification of Headache Disorders, Edition 3 (ICHD-3), sugerem: paroxismos recorrentes de dor facial unilateral na distribuição de uma ou mais divisões do nervo trigémeo, com duração de uma fração de segundo a dois minutos, grave e semelhante a choque elétrico, punhalada ou pontada e pode ser precipitada por estímulos inócuos, tanto com como sem o dermátomo trigeminal afetado. Por conseguinte, uma história e um exame neurológico minuciosos são essenciais para obter o diagnóstico correto (4).

Nesta pesquisa, no que diz respeito à TN e ao sexo, descobre uma relação média, com 79,5% ou 100 mulheres, em comparação com o setor masculino de 20,5% ou 27 homens; ambos nos anos de 2019 em 6,3%, 2020 em 44,1%, 2021 em 35,4% e 2022 em 14,2%; o aumento acentuado de 2019 para 2020 como um possível efeito psicológico devido à pandemia COVID 2019, e sua diminuição progressiva nos casos para 2022. Portanto, esta etiologia torna-se a mais prevalente de todas, como indicado pela maioria da literatura e pelo INEI na população nacional em 2020, de acordo com o sexo.

No que se refere ao ano, os antecedentes da investigação sobre a NT, mostram em pluralidade o período de 2020 e 2021 da seguinte forma: no território peruano tanto Tragodara (2020) como Vasquez (2020); a nível internacional Antonaci et al. (2020), Ayele et al.

(2020), De Laat (2020), Jaramillo e Mendoza (2020), Tripathi et al. (2020), Bara et al. (2021), Duran e Duran (2021), Inoyatova et al. (2021), Kaya e Kaya (2021), Lara C. (2021), Maarbjerg e Benoliel (2021), Mannerak et al. (2021), Maarbjerg e Benoliel (2021), Mannerak et al. (2021), Mo et al. (2021), Molina et al. (2021), Mortazavi et al. (2021), Slettebo (2021), Smith et al. (2021).

Na presente investigação para o ano de 2022, o casuísmo é o seguinte: Em 2019 6,3%, em 2020 44,1%, em 2021 35,4% e em 2022 14,2%; condizente com os estudos e com o resultado da COVID 19, em testes positivos e efeitos colaterais pós vacina COVID.

No domínio da COVID: Em primeiro lugar, Duran e Duran (2021), para um relatório, 237 doentes apresentaram manifestações neurológicas pós-COVID (4,67%). Portanto, a "síndrome neurológica pós-COVID" representa um desafio diagnóstico para o neurologista clínico devido às múltiplas manifestações: sistema nervoso central e periférico, com sintomas músculo-esqueléticos e neuropsiquiátricos, sem uma semiologia clássica, com cefaleia intensa e constante, uso excessivo, insônia, ansiedade e depressão inexplicável em pacientes sem história de COVID. 24). Segundo, Kaya e Kaya (2021); um paciente desenvolveu neurite trigeminal aguda após a vacina SARS-CoV-2 da Pfizer-BioNTech e, ao mesmo tempo, o paciente foi consultado por dor de dente (9). Posteriormente, Molina et al. (2021), embora o teste PCR fosse negativo, para o doente de 65 anos, o teste rápido mostrou serologia IgM e IgG positiva para o SARS-CoV-2, e uma análise inicial mostrou um D-dímero ligeiramente elevado de 800 ng/ml (limite superior: 500 ng/ml). Devido a estes achados, o doente foi diagnosticado com TN secundária à infeção viral por SARS-CoV-2. No entanto, a dor resolveu-se com a melhoria dos sintomas específicos da COVID-19. Por conseguinte, o novo coronavírus SARS-CoV-2 é uma possível etiologia da NT secundária. No entanto, são necessários mais estudos para elucidar a neuropatologia desta infeção viral (16).

Em relação ao TN e COVID, esta pesquisa também afirma uma relação média em pacientes atendidos no Hospital Adolfo Guevara Velasco, de janeiro de 2019 a agosto de 2022; através do qual 3,1% dos pacientes diagnosticados com TN, revelaram um teste positivo para COVID 19, respondendo ao tipo de TN secundário; enquanto 1,6% testou negativo.Em relação às vacinas, 1,6% dos pacientes foram vacinados contra a COVID 19, dos quais um paciente vacinado relatou ter sido diagnosticado com NT secundária pós-vacinação; por outro lado, 1,6% dos segurados não foram vacinados; finalmente, 98,4% dos dados dos pacientes não registraram essas informações. Isto é consistente com os escassos resultados de outras latitudes da América do Sul e da Europa.

Quanto à genética: Segundo Boto (2010), raramente é genética (5). Enquanto Mannerak et al. (2021), cerca de 1-2% dos casos de TN têm uma forma hereditária. Estudos humanos disponíveis propõem os seguintes genes como possíveis contribuintes para o desenvolvimento de TN: CACNA1A, CACNA1H, CACNA1F, KCNK1, TRAK1, SCN9A, SCN8A, SCN3A, SCN10A, SCN5A, NTRK1, GABRG1, gene MPZ, gene MAOA e SLC6A4. Por conseguinte, o seu papel na NT familiar continua por abordar. Em suma, esta revisão sistemática sugere um papel mais importante dos factores genéticos na patogénese da NT do que se supunha anteriormente (7). Finalmente, Smith et al. (2021), os investigadores encontraram múltiplos alvos genéticos e moleculares envolvidos em possíveis fisiopatologias que estão relacionadas com o desenvolvimento da nevralgia do trigémeo, demonstrando a possibilidade de a predisposição genética para a nevralgia do trigémeo poder envolver múltiplos genes e/ou produtos a jusante, como os canais iónicos, pelo que a NT pode ser multicausal. Por esta razão, a incapacidade do modelo de compressão neurovascular para explicar satisfatoriamente um subconjunto significativo de doentes com NT esporádica e familiar levou à investigação de modelos alternativos, especialmente os que envolvem canais iónicos (6).

No presente estudo, a temática NT e genética desenvolveu uma relação média, com uma maior participação de casos da etnia mestiça cusquenha, compreendendo 73,2% dos casos estudados, contra 26,8% da etnia puramente indígena. Destes, é de recordar que a maioria é do sexo feminino, pelo que a componente étnica, mais do que a genética propriamente dita, é um fator a ter em conta. Este facto deve-se provavelmente à mistura de grupos étnicos de diferentes partes do mundo, especialmente espanhóis e africanos.

Quanto ao tumor: Para começar com Antonaci et al. (2020), é urgente aumentar os conhecimentos neurológicos para reconhecer atempadamente o quadro clínico da NT e seguir corretamente as orientações específicas. Isto pode resultar num resultado favorável para os doentes, cuja qualidade de vida é frequentemente afetada de forma grave (1). (2021), os doentes com nevralgia do trigémeo (NT) apresentavam reduções dos índices corticais no córtex cingulado anterior (CCA), no córtex cingulado medial (CCM) e no córtex cingulado posterior (CCP) em relação aos controlos. Além disso, registaram uma redução generalizada do volume subcortical, mais evidente no putamen, no tálamo, no accumbens, no pallidum e no hipocampo (12). Com foco no tratamento farmacológico, Alcantara e Sanchez (2016), (carbamazepina 100mg- 2 vezes ao dia, Oxcarbazepina 300mg- 2 vezes ao dia, Baclofeno 5mg- 3 vezes ao dia, gabapentina 100mg- 3 vezes ao dia, pregabalina 75mg uma ingestão noturna, lamotrigina 25mg - uma vez por dia, fenitoína 50mg - 3 vezes por dia, topiramato 25mg - uma dose nocturna durante 7 dias e depois aumentar durante 1-2 semanas em doses de 25-50mg duas vezes por dia, levetiracetam 250mg - duas vezes por dia); No entanto, a não resolução pela medicação leva à cirurgia, quer aberta, quer percutânea conservadora, que é muito eficaz, bem como à termocoagulação por radiofrequência, que é 97% eficaz contra a dor, com uma recorrência após meio ano de 25% e com a presença de dor após uma década de 52%.3%; como complicações, a hipoestesia facial 1-9% e a anestesia da córnea 0-17% (18).

Na presente investigação científica, o tumor e a NT também reflectem uma relação média, sendo que 7,9% são compatíveis com 10 pessoas com a presença de um caso de tumor, 15 pessoas correspondem a 11,8% que não referem um caso de tumor e 80,3% dos dados, compreendendo 102 doentes, não registam qualquer dado nos seus processos clínicos. Desta casuística, alguns destes doentes tiveram de ser encaminhados para o serviço de Neurocirurgia para serem operados, uma vez que apenas 6,3% foram avaliados por ressonância magnética nuclear (RMN). Por outro lado, esta é a lista de medicamentos e tratamentos utilizados em neurologia, neurocirurgia e odontologia no EsSalud Cusco contra a nevralgia do trigémeo nos 127 pacientes: Antineurálgicos (fluoxetina 20mg, cloridrato de sertrilina 50mg), antineuróticos (gabapentina 300mg, antidepressivo tricíclico amitriptilina 25mg, carbamazepina 200mg, valproato de magnésio 200mg, ácido valpróico 250mg, clonazepam 0.5mg, lamotrigina 50mg, oxcarbazepina 300mg, pregabalina 75mg), antidepressivos neuromoduladores (mirtazapina 30mg, venfalaxina 75mg, sulpirida 50 e 200mg), analgésicos orais ou intravenosos; glucocorticoide (dexametasona IM 8mg/2ml), opióides (paxelis 50mg, tramadol gotas 100mg/ml e cloridrato de tramadol 100mg), AINEs (diclofenac 75mg/3ml, paracetamol 500mg, naproxeno 250mg, indometacina 25mg). Benzodiazepinas (alprazolam 0,5mg), vitamina B1 (cloridrato de tiamina 300mg), complexo multi-vitamínico (neurobion 25000, cloridrato de piridoxina 50mg), relaxantes musculares (orfenadrina VIM 60mg/2ml), gastroprotectores (omeprazol 20mg, ranitidina 150mg) e agente de contraste radiológico (iohexol equivalente 350mg iodo/ml x 100ml). Overdose; acupunctura, toxina botulínica 1 ampola/100U, gotas de cannabis 30ml, uma gota de gato 60x 300mg. Medicação: Carbamazepina 200mg, Gabapentina 300mg, iniciando com doses baixas a cada 24 horas e de acordo com a resposta, aumentar a quantidade. Quanto à neurocirurgia: Cirurgia para neuralgia do trigémeo, craniectomia suboccipital (com teflon entre o vaso e o nervo com paralisia facial ligeira com terapia de medicina física e reabilitação), craniotomia, descompressão microvascular do trigémeo, gamma knife e rizotomia.

No que diz respeito *à* desmielinização*, segundo* Lara C. (2021), segundo Moses, Beaver e Kerr, de acordo com as investigações sobre a desmielinização radicular do nervo, esta manifesta-se por uma compressão vascular da região radicular posterior, com a presença de uma mielina degenerativa irregular no trajeto do nervo trigémeo e, devido a esta desmielinização segmentar, revelam-se transmissões não sinápticas, dando origem a gatilhos (26).

A desmielinização nesta investigação, através da ressonância magnética nuclear (RMN) utilizada em 18 doentes, registou esta condição em 6 doentes; demonstrando que 89,8% não registou qualquer dado no seu registo clínico, enquanto 4,7% a apresentou e 5,5% não a manifestou. Devido a um fator externo à consulta, como a falha e desuso deste equipamento médico desde 2020, apenas 18 doentes dos 127 analisados beneficiaram, em detrimento dos restantes; em alternativa, foram verificadas 15 tomografias espirais multi-slice (TEM) e 13 tomografias axiais computorizadas (TAC).

Segundo Jaramillo e Mendoza (2020), *devido à sua causa desconhecida, é essencial realizar uma consulta médica especializada para excluir doenças sistémicas como a diabetes e a hipertensão arterial* (22). Segundo Chen et al. (2022), a etiologia da NT é provavelmente multifatorial em muitos doentes; apenas uma pequena percentagem de doentes com NT apresenta compressão demonstrável ou alterações morfológicas no nervo trigémeo, e a compressão neurovascular nem sempre se traduz em doença; felizmente, as intervenções cirúrgicas e minimamente invasivas parecem ter uma solução promissora (29). Por fim, Jay e Barkin (2022), a "migrânea facial" isolada é muito rara (0,2%), desencadeando diagnósticos erróneos com patologia dentária e do seio maxilar (4).

Para completar esta análise da etiologia desconhecida, 26% dos 127 casos não declararam qualquer registo nos dados médicos informatizados do EsSalud-Cusco, 55,1% destacaram a presença deste componente e 18,9% não se enquadraram nesta problemática, confirmando o problema do aparelho médico. Por último, no que diz respeito à dilatação pupilar, 96,1% dos dados clínicos não registaram qualquer informação e apenas 3,9%

indicaram que não a reportaram, uma vez que os especialistas não atribuíram qualquer importância à expressão ocular.

CONCLUSÕES

1. Identificou-se que a proporção média da etiologia mais comum da neuralgia do trigêmeo tem como fator predisponente; sexo, sendo o feminino o mais afetado em um percentual de 79,5%; e como fator etiológico, a etiologia desconhecida, manifestou-se como a maior proporção em 55,1%, em pacientes atendidos no EsSalud Cusco de janeiro de 2019 a agosto de 2022. Os casos mais altos de TN foram relatados em 2020 em 44,1%, com menor casuística em 2019 em 6,3%; provavelmente devido à ansiedade da pandemia. Em conclusão, os casos de desmielinização reflectiram apenas 4,7% da população estudada.
2. Verificou-se que existe uma relação média entre a NT e a idade, especialmente entre as idades de 41-80 anos, com 41,7%; segundo Inoyatova, os doentes de meia-idade e mais velhos sofrem mais frequentemente de NT, com 66,7%. No entanto, há mais mulheres jovens com menos de 40 anos de idade, num intervalo de 3 para 1, que sofrem de NT, o que pode ser um primeiro sintoma de esclerose múltipla.
3. It was found that there is an average relationship between TN and sex, being: 79.5% in women, more affected the left facial side in 35.4%; with a type of idiopathic TN in 34.6%; of an intense pain in 59.1% according to the VAS scale; above all, according to the Alcantara and Gonzalez pain test, the 3 branches V1, V2 and V3 were more affected in 18.9%; an abrupt onset of pain in 55.9%, lasting less than 2 minutes in 11%; a spontaneous type in 49.6%; whose stimulation was more mechanical than innocuous in 55.9%; whose pain between paroxysms was reflected in 11%; whose stimulation was more mechanical and innocuous in 55.9%; whose pain between paroxysms was reflected in 11%; whose pain between paroxysms was more mechanical than mechanical.9%, com duração inferior a 2 minutos em 11%; do tipo espontâneo em 49,6%; cujo estímulo era mais mecânico e inócuo em 55,9%; cuja dor entre paroxismos se reflectia em 37,8%; com uma dor contínua adicional de 55,1% e manifestando caretas em 5 doentes em 3,9%, com uma frequência diária de dor de 29,9%; em suma, nenhum doente foi referenciado para Lima.
4. Verificou-se que existe uma relação média entre TN e COVID em pacientes atendidos no EsSalud Cusco de janeiro de 2019 a agosto de 2022; 3,1% dos pacientes com TN revelaram um teste COVID 19 positivo, respondendo ao tipo de TN secundária, enquanto 1,6% apresentaram resultado negativo. [a]Em relação aos pacientes vacinados, tanto ao receber a vacina anti-COVID quanto ao não recebê-la, em ambos os casos houve valores estatísticos equivalentes a 1,6%; entre eles, um paciente de 51 anos de etnia indígena, vacinado com a 4 dose, declarou ser diagnosticado com TN do tipo secundário, pós-vacinação.
5. Foi apontado que existe uma relação média entre genética e TN, onde um dos pontos mais destacados foi a maior participação de achados encontrados nos dados de história clínica da etnia mestiça, compreendendo 73,2% dos casos estudados contra 26,8% da etnia indígena. Destes, vale lembrar que a maioria é do sexo feminino, portanto o componente étnico, mais do que a genética em si, é um fator a ser levado em consideração.
6. Verificou-se que existia uma relação média entre o fator tumoral e a NT em 7,9% dos

casos de tumores; no entanto, a dilatação pupilar não estava presente em 3,9% e não foi registada em 96,1% dos dados médicos dos doentes. Na sua maioria, alguns destes doentes tiveram de ser submetidos a quirografia pelo departamento de neurocirurgia; no entanto, apenas 18 doentes foram submetidos a ressonância magnética (RM).

RECOMENDAÇÕES

1. Sugere-se que a profissão dentária procure uma consulta adicional com a Neurologia em caso de dúvidas de diagnóstico em casos de odontalgia atípica, especialmente em pacientes do sexo feminino.
2. Recomenda-se que as especialidades de Neurologia e Neurocirurgia, formem e esclareçam o diagnóstico da Nevralgia do Trigémio na profissão de dentista, ainda mais em faixas etárias superiores a 40 anos.
3. Os dentistas são aconselhados a distinguir entre a dor do choque elétrico e a dor latejante caraterística da pulpite, especialmente nas populações femininas.
4. Os dentistas são convidados a familiarizar-se com o diagnóstico da Nevralgia do Trigémeo, a fim de evitar extracções, bem como canais radiculares injustificados, que podem ser encaminhados para o neurologista, tendo em conta um historial de COVID positivo e de doentes vacinados.
5. O Colegio Odontologico del Peru tem a missão de divulgar a Neuralgia do Trigémio entre os seus membros e a comunidade em geral, com especial ênfase na assistência à população mestiça.
6. Recomenda-se às autoridades da EsSalud que incluam o diagnóstico CIE G50.0 de Nevralgia do Trigémeo na área de Odontologia e, sobretudo, que reparem ou adquiram uma nova RM, já que podemos estar perante um caso de tumor.

REFERÊNCIAS BIBLIOGRÁFICAS

1 . Antonaci, F., Arceri, S., Rakusa, M., Mitsikostas, D. D., Milanov, I., Todorov, V., Ramusino, M. C., & Costa, A. Pitfalls in recognition and management of trigeminal neuralgia. Journal of Headache and Pain. 2020; 21(1): 1-8. doi: https://doi.org/10.1186/s10194- 020-01149-8

2 . Maarbjerg S, Benoliel R. The changing face of trigeminal neuralgia-A narrative review. HeadacheJournal. 2021 Jul; 61(6): 817-837.
doi: https://doi.org/10.1111/head.14144

3 . Von Eckardstein KM, Veit Rohde MK. Procedimentos dentários desnecessários como consequência da nevralgia do trigémeo.

4 . Jay G, Barkin R. Neuralgia do trigémeo e dor facial idiopática persistente (dor facial atípica). Science Diret. 2022 Jun; 68(6): doi: https ://doi.org/10.1016/j.disamonth.2021.101302

5 . Boto GR. Neuralgia do trigêmeo. Scielo. 2010 Oct; 21(5). Doi: Scielo.isciii.es/scielo.ph

6 . Smith CA, Paskhover B, Mammis A. Mecanismos moleculares da neuralgia do trigémeo: uma revisão sistemática. Science Diret. 2021 Jan; 200 (2021): 106397. doi https://doi.org/10.1016Zj.clineuro.2020.106397

7 . Mannerak MA, Lashkarivand A, Eide PK. Neuralgia do trigémeo e genética: uma revisão sistemática. Dor Molecular. 2021 jan. doi: 10.1177/17448069211016139

8 . Ayele, B A, Mengesha AT, Zewde YZ. Caraterísticas clínicas e factores associados da nevralgia do trigémeo: Experiência de Addis Ababa, Etiópia. BMC Oral Health. 2020; 20(1): 1-7. doi: https://doi.org/10.1186/s12903-020-01227- y

9 . Kaya A, Kaya SY. Um caso de neuralgia do trigêmeo que se desenvolve após uma vacinação COVID-19. Jornal de NeuroVirologia. 2021 dez; 28(2022): 181-182. doi: https ://link. springer.com/ article/10.1007/s13365 -021-01030-7

10 Tripathi M, Sadashiva N, Gupta A, Jani P, Pulickal SJ, Deora H, Kaur R, Kaur P, Batish A, Mohindra S, Kumar N. Please spare my teeth! Procedimentos dentários e nevralgia do trigémeo. Neurologia Cirúrgica Internacional. 2020 dez; 11(455): 1-5. doi: 10.25259/SNI_729_2020. eCollection 2020.

11 Mortazavi, H., Baharvand, M., Far, K. R., & Eznaveh, Z. S. (2021). Extração dentária e terapia de canal radicular de boca inteira em um paciente com odontalgia atípica: Relatório de negligência invasiva. BDS. 2021 Jan-mar; 24(1): 1-4. doi: https ://doi.org/10.14295/bds.2021.v24i1.2315

12 Mo J, Zhang J, Hu W, Luo F, Zhang K. Alterações morfológicas de todo o cérebro associadas à neuralgia do trigémio. J Headache Pain 22. 2021 agosto; 95 (2021). doi: https://doi.org/10.1186/s10194-021-01308-5

13 . Grin EJ, Grin P, Rocha ML. Neuralgia do trigêmeo: relato de caso. Rev ADM. 2018; 75(3): 164-167. doi: https://www.medigraphic.com/pdfs/adm/od- 2018/od183i.pdf.

14 Vasquez DA. Frequência de neuralgia do trigêmeo em pacientes atendidos no Hospital Nacional Almanzor Aguinaga Asenjo, Chiclayo, período 2010-2017. ALICIA. 2020.

15 Perez, M. (2019). Investigação-ação na prática docente. *Javeriana*, 177-192.

https://doi.org/10.11144/Javeriana.m12-24.ncev
16 Molina J, Gonzales L, Garcia C. Neuralgia do trigémeo como única manifestação neurológica da COVID-19: Um relato de caso. Revista de dor de cabeça. março de 2021; 61 (3). doi: https://doi.org/10.1111/head.14075
17 Tragodara KM. Neuralgia do trigémeo: uma abordagem fisioterapêutica. ALICIA. 2020. http://repositorio.uigv.edu.pe/handle/20.500.11818/4932
18 Alcantara A, Sanchez C.I. Actualizacion em el manejo de la neuralgia del trigemino. ELSEVIER. 2016 May-Jun; 42(4):244-253. doi: 10.1016/j.semerg.2015.09.007
19 Alcantara A, Gonzales A. Neuralgia do trigêmeo: Nova classificação e classificação diagnóstica para a prática clínica e pesquisa. Scielo. 2017 Abr; 24(2). doi: https://dx.doi.org/10.20986/resed.2016.3483/2016
20 Gossweiler, AG. Relato de caso Gestão de um paciente com Neuralgia do Trigémeo associada a uma terapia endodôntica falhada usando Ozonoterapia: Um relato de caso. Revista Espanhola de Ozonoterapia. 2018 maio; 8(1): 129-143. doi: https://www.semanticscholar.org/paper/Management-of-a-patient-with- Trigeminal-Neuralgia-A- Gossweiler/50be77d80e9436b4cef414fa0303950acf1987d4
21 De Laat, A. Diagnóstico diferencial da dor de dentes para evitar tratamentos dentários erróneos e desnecessários. Journal of Oral Rehabilitation. 2020 Jun; 47(6): 775-781. doi: https://doi.org/10.1111/joor. 12946
22 Jaramillo DE, Mendoza FA. Prevalência de neuralgia do trigêmeo em pacientes atendidos na área de estomatologia do Hospital Teodoro Maldonado Carbo. Tese de Graduação. 2020 jun. http://repositorio.ug.edu.ec/handle/redug/48572
23 Bara S, Vyshka G, Ranxha E. Uma nota histórica sobre o tratamento da neuralgia do trigêmeo. TOPAINJ. 2021 Out; 14 (9-13). doi: 10.2174/1876386302114010009
24 Duran JC, Duran JP. Síndrome neurológica pós-COVID-19: um estudo prospetivo a 3600m acima do nível do mar em La Paz Bolívia.JNS. 2021 Oct; 429. doi:https://doi.org/10.1016/j.jns.2021.119820g
25 Inoyatova SO, Madjidova YN, Mukhammadsolikh. Peculiaridades Clínicas e Neurológicas da Neuralgia do Trigémeo. IJMSCR. 2021 Sep; 01(07). Doi: https://doi.org/10.47191/ijmscrs/v1-i7-11
26 Lara C. Atualização no tratamento da Neuralgia do Trigémeo. Universidade de Sevilha. 2021 jun. https://hdl.handle.net/11441/134673
27 . Slettebo, H. (2021). Isso é realmente neuralgia do trigêmeo? Reavaliação diagnóstica de pacientes encaminhados para neurocirurgia. 2021 de outubro; 21 (4): 788-793. Scandinavian Journal of Pain. doi: https ://doi.org/10.1515/sjpain-2021-0045
28 abril MC, Cardenas MF, Duarte AM. A nevralgia do trigémeo como fator determinante na administração de tratamento endodôntico desnecessário. Repositório USTA. 2022 Jun. doi: http://hdl.handle.net/11634/45320
29 Chen Q, Ik Yi D, Joco JN, Liu M, Chang SD, Barad MJ, Lim M, Qian X. A base molecular e a fisiopatologia da neuralgia do trigémeo. Int. J. Mol. Sci. Mar 2022; 23(7): 3604. doi: https://doi.org/10.3390/ijms23073604
30 Prasad G. Manual de neuralgia do trigémeo. Singapura: Springer; 2019.
31 Ballester, B. (2004). Bases metodológicas da investigação educativa. Palma de Mallorca.

32 Gallardo, Y., e Moreno, A. (1999). Recoleccion de la informacion. Santa Fe de Bogotá. https://academia.utp.edu.co/grupobasicoclmicayaplicadas/files/2013/06Z3.- Collect-Information-Collection-LEARN-INFORMATION-LEARN-IN-APRENDER-A-INVESTIGAR-ICFES.pdf

33 Gonzales, N., Zerpa, M., Gutierrez, D e Pirela C. (2007). La investigacion educativa en el hacer docente. *Laurus*, 13(23), 279-309. https ://www.redalyc.org/pdf/761/76102315 .pdf

ANEXOS

PROBLEMAS	OBJECTIVOS	HIPÓTESE	VARIÁVEIS
Problema geral	**Objetivo geral**	**Hipótese geral**	**Variável Y**
i,O que é /э *etiologia dm comum* **ao Nevralgia do trigdmino** em pacientes participou em EsSalud Cusco desde janeiro 2019 até agosto 2022?	Identificar *teologia da mds comum* **ao Nevralgia do trigdmino em** pacientes participou em EsSalud Cusco desde janeiro 2019até agosto de 2022	Existe a *etiologia da DMI comum* ao **Nevralgia do trigdmino** em pacientes participou em EsSalud Cusco desde janeiro 2019até agosto de 2022	**Neuralgiadel trigdmlno** - Cldsica - Secundário - Idiopático - Dor
Problemas Específico	**Objectivos Específico**	**Hipótese Específico**	**Variável X**
1) ^Existe **relação** entre o NT **y** *idade* em pacientes assistido em EsSalud Cusco de janeiro de 2019 a agosto de 2022?	Determinar o relação que existe entre o NT *y a idade* em pacientes participou em EsSalud Cusco desde janeiro 2019até agosto de 2022	Existe uma relação entre o NT y *o idade* em pacientes participou em EsSalud Cusco desde janeiro 2019até agosto de 2022	***Etiologia mais comum*** Factores factores predisponentes - Idade - Sexo Factores etiológicos - COVID - Genética - Tumores - Desmielinização - Etiologia não cozinhado
2) iWhich relação existe entre o NT **y** *sexo* em pacientes assistido em EsSalud Cusco de janeiro de 2019 a agosto de 2022?	Comparar relação que existe entre o NT y *el дёнеэо* en pacientes participou em EsSalud Cusco desde janeiro 2019até agosto de 2022	Existe uma relação entre o NT y *o дёнеэо* em pacientes participou em EsSalud Cusco desde janeiro 2019até agosto de 2022	-
3) iCuaiesla relação existente entre o NT *y o CO VID* em pacientes assistido em EsSalud Cusco de janeiro de 2019 a agosto de 2022?	Associado o relação que existe entre o NT y *COVID* em pacientes participou em EsSalud Cusco desde janeiro 2019até agosto de 2022	Existe uma relação entre o NT y *o* *COVID* em pacientes participou em EsSalud Cusco desde janeiro 2019até agosto de 2022	

4) Tipo <j,Qud Estabelecer a existência de uma relação
de relacionamento relação que entre o NT y *o*

existe entre o NT y *o* *∂enëHca* em pacientes assistido em EsSalud Cusco, de janeiro de 2019 até agosto de 2022?	existe entre o NT y *la ∂enëHca* en pacientes participou em EsSalud Cusco desde janeiro 2019até agosto de 2022	*∂enëHca*em pacientes participou em EsSalud Cusco desde janeiro 2019até agosto de 2022
5) <i,Qu6 A relação é guarda entre o NT y *o* *tumores* em pacientes assistido em EsSalud Cusco de janeiro de 2019 a agosto de 2022?	Descreva-o relação que existe entre o NT *Tumores* y em pacientes participou em EsSalud Cusco desde janeiro 2019até agosto de 2022	Existe uma relação entre o NT y *o* *tumores* em pacientes participou em EsSalud Cusco desde janeiro 2019até agosto de 2022

Anexo 2. Ficha de recolha de dados

<u>Ficha de avaliação da nevralgia do trigémeo (NT)</u>

ETIOLOGIA MAIS COMUM

FACTORES PREDISPONENTES		
Idade	Aho de admissão do paciente no EsSalud-Cusco	
1	Dos 20 aos 40 anos	Aho 2019
2	Dos 41 aos 60 anos	Aho 2020
3	De 61 a 80 anos	Aho 2021
4	De 81 a 99 anos	Aho 2022
Sexo		
1	Homem (M)	
2	Feminino (F)	

FACTORES ETIOLÓGICOS			
Covid-19	Sim( )	Não( )	NR( )
Teste positivo	Sim( )	Não( )	NR( )
Teste negativo	Sim( )	Não( )	NR( )
Vacinado	Sim( )	Não( )	NR( )
Não vacinado	Sim( )	Não( )	NR( )
Genética o dtnia	Sim( )	Não( )	NR( )
família	Branco ( ) Mestiço (	) Indígena (	) Afro ( )
Causa do tumor	Sim( )	Não( )	NR( )
Desmielinização	Sf( )/ Com NMR ( )	Não (	)/Não NMR ( ) NR ( )/NR RMN ( )
Etiologia desconhecida	**Sim( )**	**Não( )**	**NR ( )**

NEVRALGIA DO TRIGÉMEO

TIPOS DE NEVRALGIA DO TRIGÉMEO			
Clássico ( )	Secundária	Idiopático ( ) ( )	Sem registo ( )

ESCALAS DE DOR			
Escala visual analógico (VAS)			
Dor Dor ligeiraDor 1-3 ( ) 4-6 ( ) 7-10 ( )	moderadaDor grave		Sem dor/NR 0( )
Escala de deficientes mentais y outros critérios			
Grimaces SI( )	NO( )		Sem registo( )
Dilatação pupilar SI( )	NO( )		Sem registo(
Referindo-se a	Lima SI( )	NO( )	Sem registo(J

Frequência da dor	Diariamente ( ) Semanalmente ( ) dor		Sem registo ( )
Teste de dor Alcantara y Gonzalez			
Ramos afectados	V1 V2 V3 V1A/2 V2/v3 V1/V2/V3 Não regista ()()()()() ( ) ( )		
Lado afetado	( ) ( ) ( )	DireitaEsquerdaAmbos	Sem registo (T
Início da dor	Ligeiro Moderado *Áspero* ( ) ( ) ( )		Sem registo ,( )
Duraddn	*1 seg. a 2 min.* superior a 2 minutos ( ) ( )		Sem registo ( )
Tipo de dor	*Provocado* *Espontânea* ( ) ( )		Sem registo ( )
Estímulo acionado	Nenhum *Mecânico* *Movimentos* Sem registo *( ) inofensivo ( ) ( )( ) ( )*		
Dor entre paroxismos	Sim( ) Não( )		Sem registo ( )
Dor adicional continua	Sim ( ) Não ( )		Sem registo ( )

Anexo 3. Aceitação coтo Mentor de investigação

CARTA DE ACEITAÇÃO COMO TUTOR DE INVESTIGAÇÃO EM ESSALUD- CUSCO

Eu, Dr. Victor Edwin Ore Montalvo, neurologista do Hospital Nacional Adolfo Guevara Velasco-EsSalud Cusco, com C.M. 36493, aceito ser "Tutor" deste trabalho de investigação intitulado: "Etiologia mas comun de la neuralgia del trigemino en pacientes atendidos en EsSalud Cusco desde el 2017 hasta la fecha", de tipo retrospetivo, para que se pueda indagar en las áreas de Neurologia, Neurocirugia y Odontologia, lo concemiente a esta investigacion; en beneficio de los pacientes y del gremio odontologico.

Cusco 06 setembro 2022

Anexo 4. Consentimento informado

CONSENTIMENTO INFORMADO

- **Dr. Julio Cdsar Espinoza Latorre**

Diretor do Hospital Nacional Adolfo Guevara Velasco- EsSalud Cusco

- **Médicos chefes das unidades de Neurologia, Neurocirurgia e Odontologia** do Hospital Nacional Adolfo Guevara Velasco - EsSalud Cusco.

O objetivo deste documento é informar o que vai ser feito com os dados obtidos neste estudo intitulado **"Etiologia m£s comun de la Neuralgia del trigdmino en pacientes atendidos en EsSalud Cusco desde el 2017 hasta la fecha".**

A etiologia mais comum da NT em pacientes tratados neste hospital poderia ser identificada para prevenção no encaminhamento de pacientes em casos futuros, especialmente no campo da odontologia.

Esta publicação estará disponível para profissionais de saúde, estudantes, doentes e todos os interessados no domínio da nevralgia do trigémeo.

Finalmente, esta investigação científica será publicada em revistas indexadas, especialmente na Revista Universitas Odontoldgica da Pontificia Universidad Javeriana- Colombia; o livro científico será publicado virtualmente pela Editorial Acad6mica Espanola (eae) e o livro físico será doado à biblioteca do Hospital Nacional Adolfo Guevara Velasco - EsSalud Cusco.

....

Mg. C.D. Juan Pablo Nino de Guzman Zamalloa
Investigador Principal

Anexo 5. Autorização de inquérito

SOLICITO: AUTORIZACION PARA REALIZAR TRABAJO DE INVESTIGACION

DR: JULIO CESAR ESPINOZA DE LA TORRE
DIRECTOR DEL HOSPITAL NACIONAL ADOLFO GUEVARA VELASCO CUSCO

Yo **C.D. Mg: Juan Pablo Niño de Guzmán Zamalloa** me dirijo a UD. con el debido respeto que se merece, me presento y expongo lo siguiente:

Solicitarle AUTORIZACION PARA REALIZAR TRABAJOS DE INVESTIGACION SOBRE **"Etiología más común de la Neuralgia del trigémino en pacientes atendidos en EsSalud Cusco desde el 2017 hasta la fecha"**. Por esta razón le suplico, su comprensión y atienda a mi petición en forma positiva para realizar dicho trabajo de investigación.

POR LO EXPUESTO:
Ruego a UD. acceder a mi petición por ser legal
Cusco,

....

NOMBRE: Juan Pablo Nino de Guzmán Zamalloa
DNI N.º: 43097455
TELEFONO: 981919740

Anexo 6

Cusco

DR. JULIO CESAR ESPINOZA DE LA TORRE
DIRECTOR DEL HOSPITAL NACIONAL ADOLFO GUEVARA VELASCO ESSALUD- CUSCO

De mi consideración

El jefe de la unidad de **Neurologia Dr. Víctor Edwin Oré Montalvo**, del Establecimiento de Salud HOSPITAL NACIONAL ADOLFO GUEVARA VELASCO ESSALUD-CUSCO de la Red Asistencial Cusco, donde se ejecutará el estudio titulado **"Etiologia más común de la Neuralgia del trigémino en pacientes atendidos en EsSalud Cusco desde el 2017 hasta la fecha"**, cuyo investigador principal responsable es **C.D. Mg: Juan Pablo Niño de guzmán Zamalloa**, tiene el agrado de dirigirse a usted para manifestarle mi visto bueno para que el proyecto señalado previamente se ejecute en el Departamento/ Servicio/Area de **Neurología, Neurocirugía y Odontología**

Este proyecto deberá contar con la evaluación de Comité Institucional de Ética en investigación y la aprobación correspondiente por su despacho antes de su ejecución

Sin otro particular, quedo de usted.

Atentamente

....
JEFE DE LA UNIDAD DE NEUROLOGÍA

Anexo 7. Licença para efetuar um estudo científico
Dr. Julio Cesar Espinoza Latorre
Diretor do Hospital Nacional Adolfo Guevara Velasco- EsSalud Cusco
Pedido: Realizar um estudo de investigação "Etiologia mais comum da neuralgia do trigémeo em pacientes tratados em EsSalud Cusco de janeiro de 2019 a agosto de 2022".

Em primeiro lugar, com **o desejo de contribuir para melhorar a etiologia e os cuidados dentários** dos pacientes que sofrem de nevralgia do trigémeo (NT), tal como são vistos pelos dentistas e endodontistas na prática diária, avaliamos frequentemente pacientes com esta doença. Esta patologia deve ser vista em conjunto com a neurologia e a neurocirurgia. O presente estudo será realizado porque os casos de nevralgia do trigémeo são apresentados em consultas de medicina dentária e acabam por ser tratados por médicos dentistas (extracções) e/ou endodontistas (tratamento de canal), quando na realidade deveriam ser encaminhados para o neurologista e segundo a literatura a COVID também desencadearia esta patologia. **Pretende-se realizar uma pesquisa científica intitulada: "Etiologia mais comum da neuralgia do trigêmeo em pacientes atendidos no EsSalud Cusco de 2017 até o momento", tipo retrospetivo,** nas áreas de Neurologia, Neurocirurgia e Odontologia; finalmente, como sugerido pelo Neurologista Dr. Victor Edwin Ore Montalvo, este estudo deve ser realizado nesta instituição pública e não em uma instituição privada, porque eles têm os dados exatos para 100% e livres de preconceitos. **Os que trabalham nesta investigação, profissionais cusquenhos e um colombiano**: *O antigo presidente da Sociedade Peruana de Neurologia e antigo neurologista do Hospital Nacional de EsSalud Edgardo Rebagliati Martins-Lima,* **o Dr. Oscar Francisco Gonzales Gamarra, C.M 9059,** o futuro Mestre em Epidemiologia em Washington DC- USA **C.D. Iriana Pena Manrique C.O.P. 28502,** o endodontista formado na Pontificia Universidad Javeriana **Nicolas Leon Perez C.O.C. 1026276991** e o especialista no campo da endodontia há mais de 10 anos com estágio na Pontificia Universidad Javeriana- Colômbia, com prática clínica privada no Peru e na Colômbia **C.D. Juan Pablo Nino de Guzman Zamalloa C.O.P. 23413.**

Para começar, **verificou-se que existem poucas investigações científicas a nível mundial e apenas 2 investigações actualizadas no Peru**. Por isso, despertou-se o interesse em realizar um estudo centrado nesta área, devido às queixas de dor dentária aparentemente não resolvida pelo consultório dentário. Por outro lado, na avaliação, a maioria **dos pacientes apresenta um exame físico e neurológico normal, não são encontrados biomarcadores para esta doença, pelo que a investigação em todos os aspectos e principalmente a etiologia é de grande interesse.** Tendo em vista que o diagnóstico é muitas vezes um fator importante na solução da dor apresentada pelo paciente durante a consulta odontológica. Por isso, no presente estudo serão avaliadas as diferentes etiologias, de forma a serem encaminhadas para a respectiva especialidade. Consequentemente, a incidência por ano é estimada em 4 pessoas por 100.000 habitantes.

UM EXO 8

Cusco,

DR. JULIO CESAR ESPINOZA DE LA TORRE

DIRECTOR DO HOSPITAL NACIONAL ADOLFO GUEVARA VELASCO ESSALUD- CUSCO

Presente.

Objeto: Pedido de avaliação e aprovação de um protocolo de investigação

Sou da opinião de que:

Tenho o prazer de cumprimentá-lo cordialmente e solicitar a avaliação do protocolo de pesquisa intitulado **"A etiologia mais comum da neuralgia trigdminal em pacientes atendidos no EsSalud Cusco de 2017 até o momento"**, pelo Comitê de Pesquisa e pelo Comitê Institucional de £ Ética em Pesquisa, bem como a apresentação à gerência para aprovação.

Este é um estudo observacional/ensaio clínico cujo investigador pertence maioritariamente à **profissão de dentista** no Departamento/Serviço/Área de **Endodontia** em **prática privada apenas no Peru e na Colômbia. O** projeto será realizado no Centro de Investigação/Departamento/Área **de Neurologia, Neurocirurgia e Odontologia** do Hospital Nacional Adolfo Guevara Velasco ESSALUD da Rede Prestacional/Assistencial Cusco.

Aproveito a oportunidade para lhe renovar os protestos da minha mais elevada consideração.

Com os melhores cumprimentos,

....

NOMBRE: Juan Pablo Nino de Guzmán Zamalloa
DNI: 43097455
CELULAR: 981919740
CORREO: juanpablongz@gmail.com

NOME: Juan Pablo Nino de GuzrnAn Zamalloa
DNI: 43097455
CELULAR: 981919740
MAIL: juanpablongz@gmail.com

Anexo 9. Autorização de investigação em unidades de Neurologia, Neurocirurgia e Medicina Dentária.

Dr. Victor Edwin Orë Montalvo

Neur6logo del Hospital Nacional Adolfo Guevara Velasco- EsSalud Cusco Pedido: Realizar um estudo de investigação "Etiologia mas comun de la neuralgia del trigemino en pacientes atendidos en EsSalud Cusco desde enero del 2019 hasta agosto del 2022".

Antes de mais, com o desejo de contribuir para melhorar a etiologia e os cuidados dentários dos pacientes que sofrem de nevralgia do trigémeo (NT), tal como são observados pelos médicos dentistas e endodontistas na prática diária, avaliamos frequentemente pacientes com esta doença. Esta patologia deve ser vista em conjunto com as áreas de neurologia e neurocirurgia. O presente estudo será realizado porque os casos de nevralgia do trigémeo são apresentados em consultas de medicina dentária e acabam por ser tratados por médicos dentistas (extracções) e/ou endodontistas (tratamento de canal), quando na realidade deveriam ser encaminhados para neurologistas e, segundo a literatura COVID, também desencadeariam esta patologia. Pretende-se realizar uma pesquisa científica intitulada: "Etiologia mais comum da Neuralgia do trigdmino em pacientes atendidos no EsSalud Cusco de 2017 até a presente data", do tipo retrospetiva, nas áreas de Neurologia, Neurocirurgia e Odontologia; enfim. Aqueles que trabalham nesta pesquisa, profissionais cusquenos y a colombiano: *Ex presidentes da Sociedade Peruana de Neurologia y ex Neurdlogo do Hospital Nacional de EsSalud Edgardo Rebagliati Martins- Lima,* Dr. Oscar Francisco Gonz&les Gamarra, C.M 9059, o futuro Magister em Epidemiologia em Washington DC- EUA C.D. Iriana Pena Manrique C.O.P. 28502, o endodontista formado na Pontificia Universidad Javeriana Nicolas Leon P6rez C.O.C. 1026276991 e o especialista no campo da endodontia há mais de 10 anos com estágio na Pontificia Universidad Javeriana- Colômbia, com prática clínica privada no Peru e na Colômbia C.D. Juan Pablo Nino de Guzmin Zamalloa C.O.P. 23413.

Para começar, verifica-se que existem poucas investigações científicas a nível mundial e apenas 2 investigações actualizadas a nível peruano. Por este motivo, decidimos realizar um estudo centrado nesta área, devido às queixas de dor dentária aparentemente não resolvida no consultório dentário. Por outro lado, na avaliação, a maioria dos pacientes tem um exame físico e neurológico normal, não se encontram biomarcadores para esta doença, pelo que seria de grande interesse a investigação em todos os aspectos e principalmente a etiologia. Tendo em vista que o diagnóstico é muitas vezes um fator importante na solução da dor apresentada pelo paciente durante a consulta odontológica. Por isso, no presente estudo serão avaliadas as diferentes etiologias, de forma a serem encaminhadas para a respetiva especialidade. Consequentemente, estima-se que a incidência por ano seja de 4 pessoas afectadas por 100 000 habitantes.

É por isso que decidimos nomeá-lo como "Tutor" deste projeto de investigação, a fim de o desenvolver nesta instituição pública EsSalud Cusco e não numa instituição privada, uma vez que dispomos de dados 100% exactos e isentos de preconceitos.

Anexo 10. Licença para efetuar investigação e publicar numa revista internacional indexada.

Dr. Julio Cesar Espinoza Latorre

Diretor do Hospital Nacional Adolfo Guevara Velasco- EsSalud Cusco

Pedido: Desenvolver um estudo para uma revista científica internacional indexada sobre "A etiologia mais comum da neuralgia trigdminal em pacientes tratados no EsSalud Cusco de janeiro de 2019 a agosto de 2022".

A fim de poder valorizar e contribuir para a investigação peruana e torná-la mais conhecida internacionalmente e, neste sentido, melhorar o nível de atendimento aos pacientes nos serviços de Odontologia, Neurologia e Neurocirurgia. Decidiu-se realizar uma investigação sobre a **"Etiologia mais comum da neuralgia trigdminal em pacientes tratados no EsSalud Cusco de 2017 até à data", a ser publicada na revista Universitas Odontologica da Pontificia Universidad Javeriana de Colombia,** uma vez que **os investigadores que participam neste estudo são ambos de Medicina Dentária e Neurologia,** juntámo-nos nesta ocasião para convergir na disciplina de investigação e, desta forma, servir a comunidade e tornar este país um lugar melhor.

....

Investigador principal

C.D. Juan Pablo Nino de Guzman Zamalloa

C.O.P. 23413

N.º DE IDENTIFICAÇÃO: 43097455

TELEFONE: 981919740

Anexo 11. Resolução favorável à gestão da rede de cuidados de saúde de EsSalud em Cusco

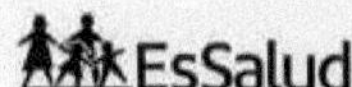

"Año del Fortalecimiento de la Soberanía Nacional"
"Decenio de la Igualdad de Oportunidades para Mujeres y Hombres"

RESOLUCION DE GERENCIA RED ASISTENCIAL CUSCO N° 564-GRACU-ESSALUD-2022

CUSCO, 04 OCT 2022

VISTO,

La Nota de la Oficina de Capacitación, Investigación y Docencia N° 397-OCID-GRACU-ESSALUD-2022 de fecha 28 de setiembre de 2022, sobre la solicitud de emisión de la resolución de autorización de ejecución de Proyecto de Investigación.

CONSIDERANDO:

Que, mediante Resolución del Instituto de Evaluación de Tecnologías en Salud e Investigación N° 46-IETSI-ESSALUD-2019 de fecha 03 de junio del 2019, se resuelve aprobar la Directiva N° 003-IETSI-ESSALUD-2019 V.01. "Directiva que Regula el Desarrollo de la Investigación en Salud", cuyo objetivo es establecer los lineamientos para la aprobación, ejecución, supervisión, difusión, priorización y promoción de las actividades y estudios de investigación en salud a ser desarrollados en EsSalud.

Que, en el numeral 1 del Capítulo III – Disposiciones Generales de la Directiva N° 003-IETSI-ESSALUD-2019 V.01, se establece que, la distinción entre ensayos clínicos y estudios observacionales se realiza según la definición regulatoria de ensayo clínico contenida en el Reglamento de Ensayos Clínicos y en esta Directiva, la misma que necesariamente corresponde a la definición metodológica. Los estudios que no cumplan la definición regulatoria de ensayo clínico serán considerados como estudios observacionales;

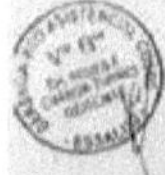

Que, en el numeral 2.1.1. de la Directiva N° 003-IETSI-ESSALUD-2019 V.01, se establece que, los estudios observacionales se desarrollan mediante las siguientes modalidades: INSTITUCIONAL, EXTRA INSTITUCIONAL, COLABORATIVA Y TESIS DE PREGRADO;

Que, en el numeral 2.2.1 de la Directiva N° 003-IETSI-ESSALUD-2019 V.01, se establece el proceso de aprobación de los estudios observacionales y la presentación de los documentos por parte del investigador principal (IP) o el coinvestigador responsable ante la Instancia Encargada del Área de Investigación (IEAI);

Que, en el numeral 2.2.2 de la Directiva N° 003-IETSI-ESSALUD-2019 V.01, se establece que, la IEAI recibe el expediente y verifica el cumplimiento de los requisitos. Luego, envía el expediente al Comité Institucional de Ética en Investigación (CIEI) en un plazo que no exceda de tres días útiles;

Que, en el numeral 2.2.5 de la Directiva N° 003-IETSI-ESSALUD-2019 V.01, se establece que, una vez aprobado el protocolo por el CIEI, la Gerencia evalúa el expediente y emite una carta dirigida al investigador con su decisión de autorizar o no el inicio del estudio en un plazo no mayor a catorce días calendario. La IEAI comunica la decisión al Comité y al IP haciéndole llegar la carta o certificado de aprobación del comité y de la gerencia. El Gerente del Órgano puede delegar esta función de autorización de estudios observacionales a otra instancia que considere conveniente, por ejemplo, a la IEAI o al director del establecimiento;

Que, mediante Resolución de Gerencia de Red Asistencial Cusco N° 305-GRACU-ESSALUD-2020 de fecha 21 de setiembre del 2020 y su modificatoria con Resolución N° 329-GRACU-ESSALUD-2020 de fecha 08 de octubre del 2020, se resuelve, conformar, a partir de la fecha y por el periodo de tres (03) años, al Comité Institucional de Ética en Investigación (CIEI) de la Gerencia de Red Asistencial Cusco del Seguro Social de Salud "ESSALUD".

../

www.essalud.gob.pe | Av. Anselmo Álvarez s/n
Wanchaq
Cusco, Perú
Telf.: 084-582890 y 084-229428

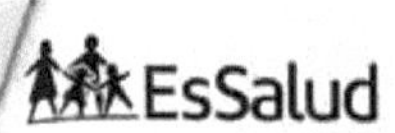

"Año del Fortalecimiento de la Soberanía Nacional"
"Decenio de la Igualdad de Oportunidades para Mujeres y Hombres"

// 2

RESOLUCION DE GERENCIA RED ASISTENCIAL CUSCO N° 564 -GRACU-ESSALUD-2022

Que, mediante documento del visto, la Oficina de Capacitación, Investigación y Docencia, en uso de sus atribuciones ha verificado el cumplimiento de los requisitos del Proyecto de Investigación con el Título "ETIOLOGIA MÁS COMÚN DE LA NEURALGIA DEL TRIGÉMINO EN PACIENTES ATENDIDOS EN ESSALUD CUSCO DESDE EL 2017 HASTA LA FECHA", presentado por investigador principal Cirujano Dentista JUAN PABLO NIÑO DE GUZMAN ZAMALLOA. Dicho proyecto de investigación, entre otros cuenta con la aprobación del Comité de Ética en Investigación con Nota N° 62-CE-GRACU-ESSALUD-2022 de fecha 28 de setiembre de 2022; asimismo, cuenta con la opinión favorable de la sede donde se realizará la investigación según Anexo 6 suscrito por el Jefe de la Unidad de Neurología del Hospital Nacional "Adolfo Guevara Velasco" Doctor Victor Oré Montalvo;

Que, estando a los considerandos expuestos y en uso de las facultades conferidas mediante Directiva N° 003-IETSI-ESSALUD-2019 V.01 y Resolución de Presidencia Ejecutiva N° 67-PE-ESSALUD-2022.

SE RESUELVE:

PRIMERO.- **AUTORIZAR** la ejecución del Proyecto de Investigación con el Título **"ETIOLOGÍA MÁS COMÚN DE LA NEURALGIA DEL TRIGÉMINO EN PACIENTES ATENDIDOS EN ESSALUD CUSCO DESDE EL 2017 HASTA LA FECHA"** presentado por investigador principal Cirujano Dentista JUAN PABLO NIÑO DE GUZMAN ZAMALLOA a realizarse en los servicios de Neurología, Neurocirugía y Odontología del Hospital Nacional "Adolfo Guevara Velasco" de EsSalud Cusco.

SEGUNDO.- **DISPONER** que el investigador principal **JUAN PABLO NIÑO DE GUZMAN ZAMALLOA** prosiga con todas las acciones vinculadas con el tema de investigación, las cuales deberán ajustarse al cumplimiento de las normas y directivas de la institución establecidas para tal fin.

TERCERO.- **DISPONER** que las instancias respectivas brinden las facilidades del caso para la ejecución del Proyecto de Investigación autorizado con la presente Resolución.

REGÍSTRESE Y COMUNÍQUESE.

DR. RUBEN E. CAHUA TORRES
GERENTE
EsSalud

RECHT/aoq
Cc. OCID, CE, DHNAGV, INVESTIGADOR PRINCIPAL, ARCH.

1307	2022	4919

www.essalud.gob.pe | Av. Anselmo Alvarez s/n Wanchaq Cusco, Perú Tel.: 084-582890 y 084-228428

Anexo 12 . Validación de los instrumentos para las variable X: Etiología más común y variable Y: Neuralgia de trigémino por expertos

"Etiología más común de la Neuralgia del trigémino en pacientes atendidos en EsSalud Cusco desde enero del 2019 hasta agosto del 2022".

Tabla 7
Validación de expertos

N.°	EXPERTOS	VARIABLE X	VARIABLE Y
1	Dr. Víctor Edwin Oré Montalvo	100 %	
2	C.D. Soto Vidal Pedro Soto Santacruz	100 %	
3	Dr. Oscar Francisco Gonzáles Gamarra		100.00%
Total		%	%

Anexo 13: Quadro de distribuição do qui-quadrado X2

P = Probabilidad de encontrar un valor mayor o igual que el chi cuadrado tabulado, v = Grados de Libertad

v/p	0,001	0,0025	0,005	0,01	0,025	0,05	0,1	0,15	0,2	0,25	0,3	0,35	0,4	0,45	0,5
1	10,8274	9,1404	7,8794	6,6349	5,0239	3,8415	2,7055	2,0722	1,6424	1,3233	1,0742	0,8735	0,7083	0,5707	0,4549
2	13,8150	11,9827	10,5965	9,2104	7,3778	5,9915	4,6052	3,7942	3,2189	2,7726	2,4079	2,0996	1,8326	1,5970	1,3863
3	16,2660	14,3202	12,8381	11,3449	9,3484	7,8147	6,2514	5,3170	4,6416	4,1083	3,6649	3,2831	2,9462	2,6430	2,3660
4	18,4662	16,4238	14,8602	13,2767	11,1433	9,4877	7,7794	6,7449	5,9886	5,3853	4,8784	4,4377	4,0446	3,6871	3,3567
5	20,5147	18,3854	16,7496	15,0863	12,8325	11,0705	9,2363	8,1152	7,2893	6,6257	6,0644	5,5731	5,1319	4,7278	4,3515
6	22,4575	20,2491	18,5475	16,8119	14,4494	12,5916	10,6446	9,4461	8,5581	7,8408	7,2311	6,6948	6,2108	5,7652	5,3481
7	24,3213	22,0402	20,2777	18,4753	16,0128	14,0671	12,0170	10,7479	9,8032	9,0371	8,3834	7,8061	7,2832	6,8000	6,3458
8	26,1239	23,7742	21,9549	20,0902	17,5345	15,5073	13,3616	12,0271	11,0301	10,2189	9,5245	8,9094	8,3505	7,8325	7,3441
9	27,8767	25,4625	23,5893	21,6660	19,0228	16,9190	14,6837	13,2880	12,2421	11,3887	10,6564	10,0060	9,4136	8,8632	8,3428
10	29,5879	27,1119	25,1881	23,2093	20,4832	18,3070	15,9872	14,5339	13,4420	12,5489	11,7807	11,0971	10,4732	9,8922	9,3418
11	31,2635	28,7291	26,7569	24,7250	21,9200	19,6752	17,2750	15,7671	14,6314	13,7007	12,8987	12,1836	11,5298	10,9199	10,3410
12	32,9092	30,3182	28,2997	26,2170	23,3367	21,0261	18,5493	16,9893	15,8120	14,8454	14,0111	13,2661	12,5838	11,9463	11,3403
13	34,5274	31,8830	29,8193	27,6882	24,7356	22,3620	19,8119	18,2020	16,9848	15,9839	15,1187	14,3451	13,6356	12,9717	12,3398
14	36,1239	33,4262	31,3194	29,1412	26,1189	23,6848	21,0641	19,4062	18,1508	17,1169	16,2221	15,4209	14,6853	13,9961	13,3393
15	37,6978	34,9494	32,8015	30,5780	27,4884	24,9958	22,3071	20,6030	19,3107	18,2451	17,3217	16,4940	15,7332	15,0197	14,3389
16	39,2518	36,4555	34,2671	31,9999	28,8453	26,2962	23,5418	21,7931	20,4651	19,3689	18,4179	17,5646	16,7795	16,0425	15,3385
17	40,7911	37,9462	35,7184	33,4087	30,1910	27,5871	24,7690	22,9770	21,6146	20,4887	19,5110	18,6330	17,8244	17,0646	16,3382
18	42,3119	39,4220	37,1564	34,8052	31,5264	28,8693	25,9894	24,1555	22,7595	21,6049	20,6014	19,6993	18,8679	18,0860	17,3379
19	43,8194	40,8847	38,5821	36,1908	32,8523	30,1435	27,2036	25,3289	23,9004	22,7178	21,6891	20,7638	19,9102	19,1069	18,3376
20	45,3142	42,3358	39,9969	37,5663	34,1696	31,4104	28,4120	26,4976	25,0375	23,8277	22,7745	21,8265	20,9514	20,1272	19,3374
21	46,7963	43,7749	41,4009	38,9322	35,4789	32,6706	29,6151	27,6620	26,1711	24,9348	23,8578	22,8876	21,9915	21,1470	20,3372
22	48,2676	45,2041	42,7957	40,2894	36,7807	33,9245	30,8133	28,8224	27,3015	26,0393	24,9390	23,9473	23,0307	22,1663	21,3370
23	49,7276	46,6231	44,1814	41,6383	38,0756	35,1725	32,0069	29,9792	28,4288	27,1413	26,0184	25,0055	24,0689	23,1852	22,3369
24	51,1790	48,0336	45,5584	42,9798	39,3641	36,4150	33,1962	31,1325	29,5533	28,2412	27,0960	26,0625	25,1064	24,2037	23,3367
25	52,6187	49,4351	46,9280	44,3140	40,6465	37,6525	34,3816	32,2825	30,6752	29,3388	28,1719	27,1183	26,1430	25,2218	24,3366
26	54,0511	50,8291	48,2898	45,6416	41,9231	38,8851	35,5632	33,4295	31,7946	30,4346	29,2463	28,1730	27,1789	26,2395	25,3365
27	55,4751	52,2152	49,6450	46,9628	43,1945	40,1133	36,7412	34,5736	32,9117	31,5284	30,3193	29,2266	28,2141	27,2569	26,3363
28	56,8918	53,5939	50,9936	48,2782	44,4608	41,3372	37,9159	35,7150	34,0266	32,6205	31,3909	30,2791	29,2486	28,2740	27,3362
29	58,3006	54,9662	52,3355	49,5878	45,7223	42,5569	39,0875	36,8538	35,1394	33,7109	32,4612	31,3308	30,2825	29,2908	28,3361

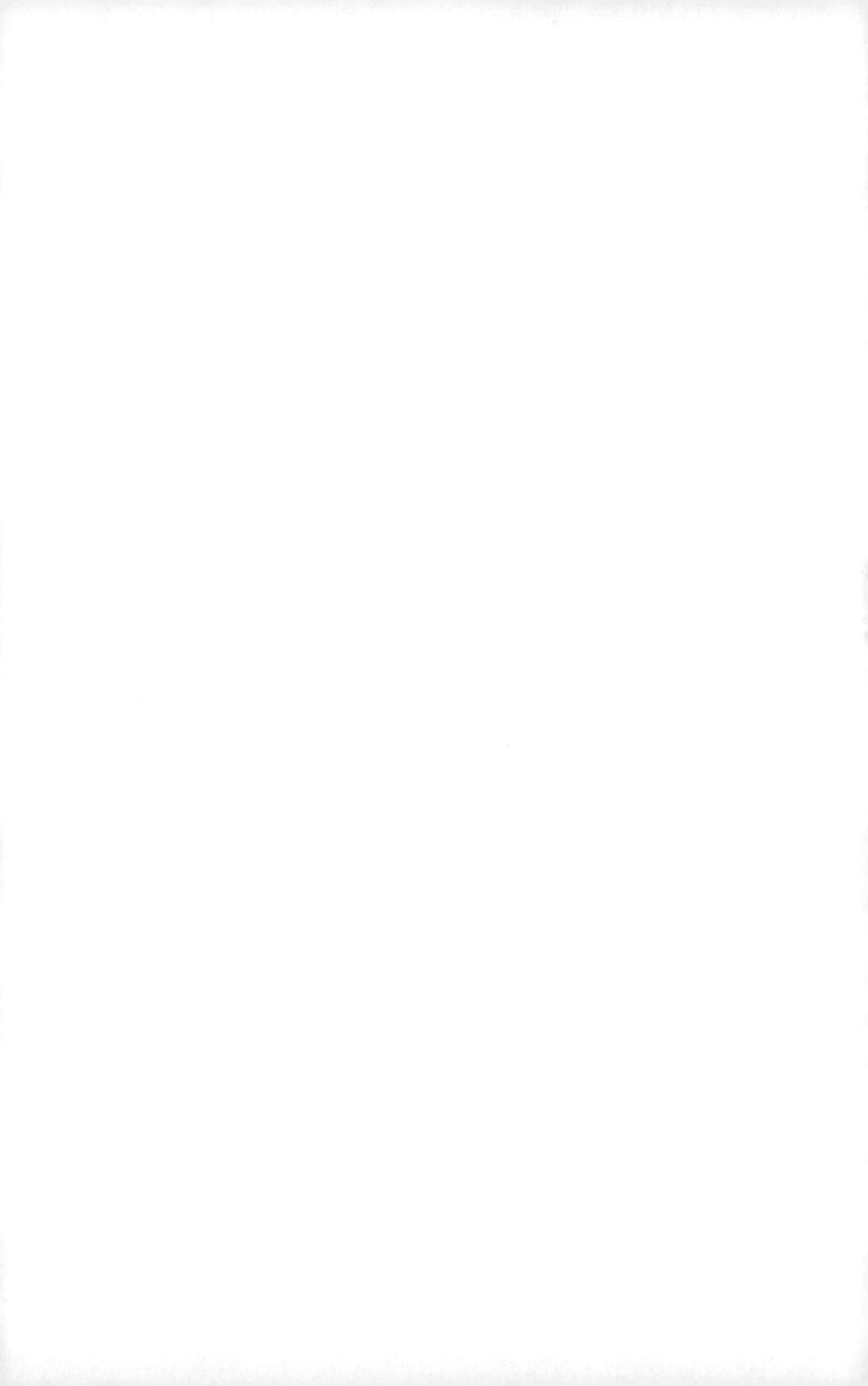

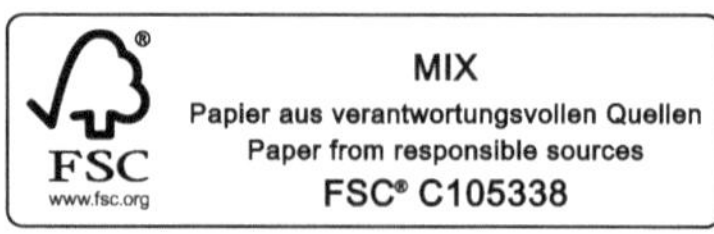

Printed by Books on Demand GmbH, Norderstedt / Germany